中醫食療方
種方法

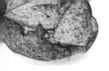

顧好腸胃不生病

180道
暖腸健胃抗加齡食療

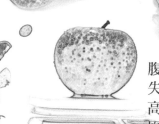

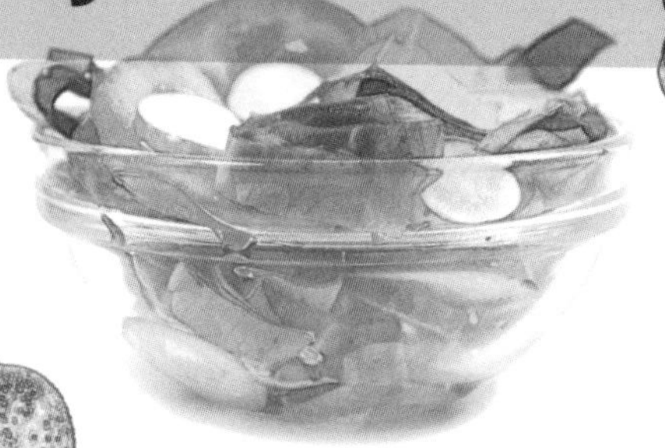

腹瀉／溢酸／心悸／頭暈／
失眠／抑鬱／失智／老化／
高血壓／高血脂……
原來都是腸胃出毛病！

捍「胃」健康、「腸」保年輕
就看這一本！

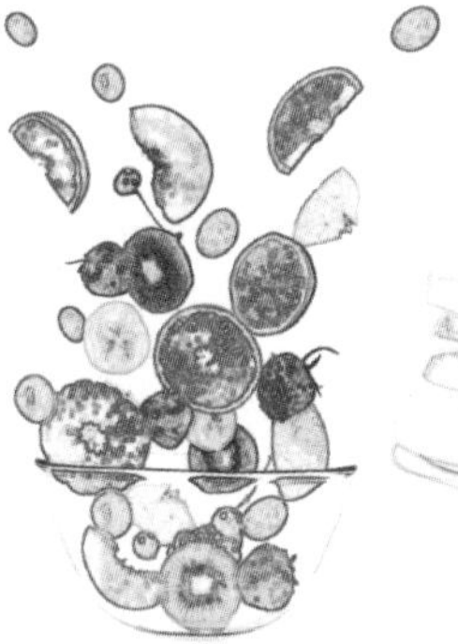

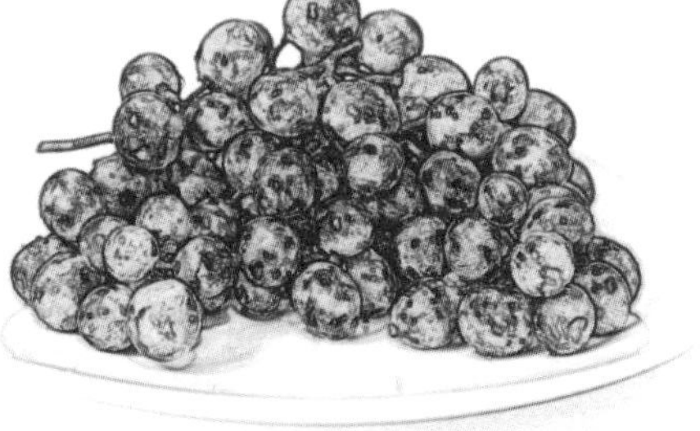

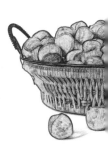

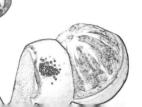

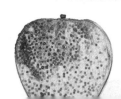

編著 陳品洋 中醫碩士
專序導讀 汪立典 營養師

目錄 Contents

Part 02

腸未清，別想年輕——斷開糾結身體的老廢毒物

Part 03

胃炎，萬病之源——13億華人捍「胃」健康十大守則！

Part 04

50歲以上必懂！十大抗加齡對策，捍衛成熟大人的健康權

【腸胃總序】

擁有健康腸胃，就有了健康人生

陳品洋 中醫碩士

脾胃者，倉廩之官，五味出焉。大腸者，傳道之官，變化出焉。小腸者，受盛之官，化物出焉。

——《黃帝內經・素問・靈蘭秘典論》

護元氣，人以胃氣爲本

飲食入胃，經胃的腐熟和初步消化，下傳於小腸，再通過脾的轉輸，運轉於心肺及周身，最後多餘的水份成尿液排出體外，食物殘渣則下降到大腸，燥化後形成糞便排出體外，成為一個自然代謝與循環。

「四肢皆稟氣於胃。」上古醫典《黃帝內經》對於脾胃、大小腸各有職司定位，可知胃痛、腸痛、頭疼、耳鳴、眼經酸澀、氣血不暢、筋骨無力，都和內在臟器發炎息息相關，千萬別輕忽腸胃發出的警訊。

「補土學派」李東垣《脾胃論》指出：「飲食入胃，陽氣上行，津液與氣，入於心，貫於肺，充實皮毛，散於百脈。」並進一步揭示「百病皆由脾胃衰而生」，根據五行木（肝）剋土（脾）之說，同屬消化系統的肝膽腸胃，可說互為表裡，應作整體調養，不得相失。

「人以胃氣為本！」養脾胃，就是養元氣、養後天之本，人的元氣由脾胃而生發，唯有善於溫補脾胃之法，才能恢復身體機能。

健腸腹，打通體內第二大腦

中醫古籍有云：「萬病歸脾土，醫病先醫腸！」養生首要之務就是——清腸，吃什麼，就會造成什麼樣的結果。

「你，就是你吃進的食物！」中醫講求「藥食同源」，食物也具有醫療之功，藉由食養達到治療根本，改善上班族腸道失衡情況，腸不苦，自然年輕有活力。

作為消化器官的腸道，除了司職運輸、循環和代謝，更具有思考力，被稱為人體中的第二大腦——腹腦！因此，不管什麼職業、做什麼事情，只要是作息不正常、生活不規律、飲食不節制，就一定會對腸道造成影響，增加罹患腸躁症、腸潰瘍、消化性潰瘍、幽門螺旋桿菌感染等問題，甚至可能大大提升大腸癌的致病機率！

關於腸功能紊亂疾病，根據中醫證型，可能是脾胃虛弱、瘀阻腸絡、肝脾不和及氣滯等，想要對症根治，唯有從日常飲食著手。

中醫食療建立於「醫食同源」的理論基礎：以食代藥、以食療病，唐代醫聖藥王孫思邈《備急千金要方》主張：「夫為醫者，當須先洞曉病源，知其所犯，以食治之，食療不愈，然後命藥。」避免因藥物性質剛烈，使身體受到損害，採用具有同等療效的食物，自然達到養生之功，去病延年，成了當今保健的最佳選擇。

暖腸健胃抗加齡，食療是答案

中醫一向強調「預防為先」的觀念，想要真正做到改善病兆，最好在身體未病之前掌握先機，若能採取中醫食療，從根本上養脾胃、護腸道、補中益氣，保全後天之本，就能成就長壽養生之道。《顧好腸胃不生病：180道暖腸健胃抗加齡食療》便是基於以上思維，蒐集彙編古人臨床智慧精華，針對老中青各年齡層經常會遭遇的生活困擾，提供快速有效查閱及改善對策。

現在起，不管是二十、三十、四十、五十，還是六十歲以上的成熟大人們，藉由食養調理輕鬆「抗加齡」，不生病、容光煥發精神好，自能歡喜迎接老後的生活。

本系列之作品是本人和博思智庫優秀編輯群繼《肝膽排毒不吃藥：100道保肝壯膽安心食療》一書後，針對「腸胃保健」再次強調並落實「食療先於藥治」的理念，提倡全民食療保健新運動，結合中醫養生理論，以及營養學餐桌食譜，達到捍「胃」健康、「腸」保年輕的期盼。

聲明

關於本書提供的食療湯膳，僅供讀者平日養生參考使用；因此，若身體已有明顯病兆，應積極尋求相關科別的醫師諮詢，才能對症而癒。

【營養師──專序導讀】

腸胃好，可不只是好到腸胃！

汪立典 營養師

以往提到「腸胃」，大多數人的印象只會停留在──與食物的消化吸收有關的事情上面，說到腸胃不好的影響，似乎只是跟營養素的吸收與便便的排泄有關，畢竟從主觀意識來說，腸胃的功能就是容納食物、消化食物、吸收與排泄，無論是吃飽喝足，還是飢腸轆轆，最明顯可以感覺到的部位就是「肚子」，如果腸胃了問題，就是肚子不舒服，胃酸、胃痛、脹氣加便秘，所以對策就是飲食清淡、蔬果加稀飯，只要肚子不舒服的感覺沒了，應該就是沒事了。

但是，如果腸胃的問題真的那麼簡單，現代人的身體毛病就不會這麼多，沒錯！我要說的就是現代人的身體毛病，無論大小，十之八九幾乎都跟腸胃是否健康有很大的關係。

顧好腸胃，全身上下都受惠

腸胃系統事實上除了是消化吸收食物營養的地方之外，同時還是身體十分重要的免疫系統和內分泌系統，說穿了，腸胃功能顧不好時，身體免疫力必然低弱，容易發生感染、感冒、腹瀉之類，同時腸道細胞還合成身體大部分的神經傳導物質，如血清素、多巴胺等，當這些功能衰退時，自律神經的平衡就會受到影響，導致失眠、緊張、抑鬱、厭食、腸躁、心悸等症狀纏身。

所以說，照顧好腸胃，實質上受益的不僅僅只是腸胃被照顧好而已。

很高興在第一時間能拜讀陳品洋醫師《顧好腸胃不生病：180道暖腸健胃抗加齡食療》，完整闡述腸胃療養的飲食秘方，以及多元化的食療菜單，書中引述傳統中醫的寶貴醫學論述，實在可以做為關注營養醫學、保健腸胃功能的研習方向，由衷建議營養師及健康管理師們在讀完本書之後，繼續循覽相關中國醫學寶典，必定受益無窮。

話說行醫超過四十五年，不曾開過死亡診斷書的美國日籍醫師新谷弘實，是現代世界知名的腸胃科醫學權威，而且號稱自十九歲的一次感冒痊癒後，就不曾生過一次病。

他以各種方式及多本著作，向全世界公開他親身的保健秘訣就是——請顧好你的腸胃，並強調身體的疾病，其實大多都是來自於不好生活習慣，特別是飲食。錯誤的飲食會傷害人的腸胃，同時會因此耗損體內大量的酵素（包含維生素及礦物質），最終導致輕重不一的疾病。

姑且不討論現年八十一歲的他，是否真的六十二年來都不曾生過一次病，然而從現今的醫學觀點與研究證據來說，新谷醫師的見解顯然是正確無誤。

腸胃道，六大系統的樞紐中心

我個人雖然是從醫學院學習營養出身，其實在醫院的時間非常短暫，原因是因為在醫院面對的都是已經生病住院的人，要說用營養的方式取代藥物的治療，根本是行不通的，更別說醫師會同意將病患交給營養師處理疾病的問題。

而在傳統醫院外面，因為多的是還不到危及生命，卻又不怎麼健康的亞病患，營養師的功能可就完全不同了，面對民眾，營養師可以將膳食療養的專業技能盡情發揮，因為充斥著如同你我這般還不到吃藥過日子，身體的毛病卻也不少的現代社會，理想的營養策略，可是和我們未來的健康生活緊密相關。採用飲食調養身體這一點，比起主流治病醫學，營養保健醫學跟中國數千年來的醫學理念，反而更加不謀而合。

在職場從事營養相關工作近二十年，二〇〇六年時與功能醫學結緣，在「亞洲功能醫學之父」歐忠儒博士的啟蒙下，方才真正見識到營養與臨床醫學的完美結合，過去有哪個營養師會想到：可以透過實驗室檢驗分析每個人的個別需求，來開立營養處方？這可不是逢人就說：「一天一顆綜合維他命，三餐奶蛋魚肉豆」這麼千篇一律的事。

功能醫學（Functional Medicine）這個名詞，是一九九三年由「美國功能醫學之父」傑佛瑞．布蘭德醫師（Dr. Jeffrey S. Bland）匯集眾多醫學觀後命名提出，顧名思義就是強調如何應用各種臨床策略（包括檢驗、醫藥、生活及營養）來改善與提升身體功能的醫學。其中當然包括腸胃道系統，當中許多保健之道與本書提到的飲食策略，可說是不謀而合。

尤其在功能醫學的醫學觀裡，腸胃道是身體健康的中心，也就是說，當全身的六大系統（代謝、免疫、營養、能量、內分泌與腸胃道）彷佛台北捷運網絡一般的聯結時，腸胃道就如同樞紐中心——台北車站，那般重要了。

腸胃道系統是收納飲食營養的第一道關卡，換個角度來說，它同時也是接觸毒素廢物進出體內的首要門戶，健全的腸胃道能充分吸收營養排除廢物，相反的，腸胃道功能差了，身體需要的營養進不去體內，又沒有能力將廢物隔離排出，毒素通通進了身體，再沿著血管全身繞了一圈，如此生病的又豈會只有腸胃道本身，其他的五臟六腑自然就也好不到哪去。

這一說，大家應該就知道，為何現今醫學界不斷重複「腸胃道健康」的重要性，也不難理解廣告中「腸道好，人不老」的道理了吧。

營養掛帥，增進腸胃健康的完全食療

好的飲食，不僅能夠滋養腸胃道組織，同時也能減少腸胃道的負擔，使腸胃道能充分發揮吸收及利用營養素的功能。

「好的飲食是甚麼？」「甚麼算是好的飲食？」其實簡單來說，指的就是能夠提供豐富營養素的食物，天底下自然沒有一種食物的營養素，是恰巧符合人體完整需求的，即使是母乳也無法提供成長後的所有營養，因此理想的食物來源，基本上應該是多樣性的「均衡飲食」，理想比例的食物組合，有助於身體維持最佳健康狀態。

因此好的食物，光是檯面上含有營養素，恐怕還不足以構成理想的飲食，陳醫師在本書中毫不藏私的提供各種腸胃保養的完整菜單與食材來源，彙整精闢自是不在話下，容我在食材揀選之外，再提醒一些淺見供本書讀者參酌。

食物型態——

人體經由食物攝取營養，需要各個環節的完美配合，從咀嚼、吞嚥、消化、分解、過濾、吸收、運送、代謝、利用、儲藏到最後排渣，缺一不可，這些「動作」其實也是保養腸胃道功能很重要的一環，想要省略其中一個步驟的代價，就是「退化」。

篇幅的關係，這裡簡要說明：當食物放入口中咀嚼，除了達到磨碎食物的作用，過程中能透過口腔及顏面神經的刺激，促進腺體如唾液酵素的分泌功能，經過磨碎混合唾液的食物，以方便吞嚥的目的之外，同時促進食道肌肉的正常動作，運送至胃袋刺激胃酸正常分泌，達到殺菌酸化，以及進一步消化的目的，半固體化的食團，還能延長胃排空，增加飽足感以避免過度攝食，進入腸道促進胰臟消化酵素腺體的分泌功能，分解後的營養素，能直接供應腸細胞利用，營養素吸收之餘，食渣中的纖維能促進腸道正常蠕動，幫助腸道將廢棄物順利排出體外。

此外，在整個的「運動過程」還能刺激自律神經來平衡壓力。這些處理原型食物的活動，都是腸胃所能用來活化「自己」的方式，如果有一天，人們不再需要咀嚼食物就能攝取營養（例如用喝的配方食物），不用等到千萬年後的演化，幾個月後，你就能明顯感覺到自己身體「活著」的部分變少了，舌頭頓了、臉僵了、口乾了、牙弱了、情緒精神差了、人也衰老了。

所以，好的食物應該要盡量在保有它的原始型態下進食，才是最棒的，過度加工只有壞了造物者的美意。

食物中的醣份——

現代人因為擔心文明病纏身，加上過度在意體型的發展，以至於被嚴格限制飲食中醣分的含量。然而，在一個正常人的營養需求當中，醣類（碳水化合物）是不可或缺的能量來源。

此外，對腸胃而言，含醣飲食可以刺激胃酸分泌，還能促進腸細胞合成血清素來促進腸道正常蠕動，醣類中的膳食纖維素，能調節糖類與膽固醇的適當吸收，穩定血糖及血脂，同時提供腸中有益菌發酵，產生營養供腸細胞直接利用，維持腸道組織代謝與修復。

前提是，加工食物中多半含有過多精緻糖類和太少的纖維質，這些不僅不利於腸胃保健，還可能有害，所以回到前一個提到的重點，天然原型的食物即使含有較多醣份，其實是不用過度擔心的，像是蔬果及雜糧就是最好的糖分來源。

食物中的蛋白質——

就營養學的觀點來說，蛋白質含量是評估食物營養價值（生物效價）的最主要元素之一。此外，決定蛋白質食物的優劣，來自所含的（限制）氨基酸種類與比例，身體不同（功能）的蛋白質由不同的胺基酸所組成。

胺基酸對身體最主要的功能就是建造與修補，同時提供必要的備用能量來源，對腸胃來說也是如此，腸道細胞的汰換和皮膚一樣，速度很快（平均三到七天），因此需要大量的原料來進行換新與修復。

無論是腸腔上皮絨毛，還是肌肉組織都需要不同的蛋白質氨基酸來建構，因此對於經常會受到外來物質破壞，而耗損的消化系統而言，蛋白質是不可或缺的營養元素，對食物的選擇自然要考慮進去。

對了，還有消化酵素也是由胺基酸構成的蛋白質物質之一。動物性蛋白相對於植物性蛋白來說，還是比較理想，如果真的不想開葷，那就盡量避免選擇單一植物食品作為蛋白質來源，例如黃豆加玉米一起食用，是截長補短的好辦法。

食物中的脂肪——

脂肪包括飽和脂肪與不飽和脂肪，動物脂肪含有較高比例的飽和脂肪（魚類除外），大家都知道，飽和脂肪容易增加血膽固醇，而提高心血管疾病的風險，但其實身體很多重要的（固醇類）荷爾蒙都需要膽固醇來合成。

姑且不論是動物性的飽和脂肪，或是植物性的不飽和脂肪，對其他生理系統的影響，這些油脂在攝取的過程當中，對腸胃道還是有一定的協同功能。含有適量油脂的飲食，能增加口感及食慾，降低食物硬度避免食道受傷，及減少胃酸的過度分泌，同時促進脂肪酵素的分泌，以及幫助脂溶性營養素在腸道的吸收。

中短鏈脂肪酸還能直接被腸細胞利用產生能量，油脂能調節糞便的含水量，以利於腸道將其順利排出，預防便祕。（飽和／不飽和）脂肪酸還會影響細胞膜的彈性與通透性，這與營養分子要進出細胞的效率有很大的關係。為了腸胃健康，建議還是不要過度限制脂肪食物的攝取，如果還是擔心動物性脂肪的風險，堅果類可以是理想的脂肪酸營養來源。

決定飲食對腸胃健康的因子當然不只如此，其他還包括維生素、礦物質、益生菌之類，甚至一些植物營養素，還能幫助抑制腸道壞菌的增生，提升腸道的免疫機能。

本書對於想要了解腸胃功能，與其他慢性疾病的連動關係的讀者們，做了十分詳盡的分類整理，相信讀完本書以後，對於照顧腸胃與預防慢性疾病、延緩老化的相關性，必定能有更加深刻的任制與體會。當然，更重要的是所有保健腸胃功能的飲食原則與菜色精華，都在陳醫師彙整的食療菜單中具體呈現，肯定值得大家去仔細探究，更要積極身體力行。

《宋美齡的美麗與哀愁》記述著一段蔣夫人（1897～2003）如何常保美麗及長壽的養身秘訣：夫人的養生秘訣在於注重營養均衡，並且長年實行「腸內大掃除」及腸道穴道按摩……。

人體老化是從腸道開始，消化道是抗病的第一道防線。身體的淋巴七成以上分佈在腸道四周，一旦腸道提早衰老，你的青春美麗也將提早告別！就用蔣夫人的百歲養身箴言，呼應這本書的主題——「顧好腸胃不生病」，希望大家都能從中得到珍貴無價的健康身體！

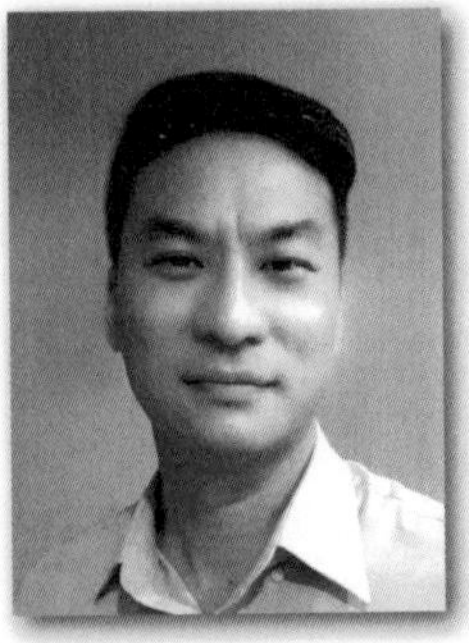

學經歷

中國醫藥學院營養學系

社團法人中華功能醫學協會秘書長

瀚仕功能醫學研究中心營養顧問

瀚仕生醫科技股份有限公司副總經理

審閱作品

《荷爾蒙叛變：人類疾病的元凶——打擊老化 × 肥胖 × 失智 × 癌症 × 三高相關衍生退化病變》

《自體免疫解方》（暫名，預計 2017 年博思智庫出版）

「你的腸胃正在拉警報？」好腸胃自我檢測——活力、美肌、逆齡

腸胃自我檢測指南

腸胃，是人體重要的消化器官。
胃，上接食道，下接十二指腸，以及主液的小腸，主津的大腸，可說牽一髮動全身。
可是，它們往往在你忽略的時候，就默默的生病了。
想想看，以下症狀中了幾個？說不定，你的腸胃已經默默拉起警報喔！

檢測方式：

1、近一至二個月，若有出現各項症狀，請打「V」。
2、一個「V」得一分，各區勾選完後統計分數。
3、分數越高，代表越需要好好呵護你的腸胃喔！請依指示食膳，每天持續不懈，好好保養呀！

一、腸胃的活力檢測

□ 一張嘴就嚇死人，臭氣熏死自己
□ 開會超尷尬，腹瀉廁所跑不停

□心臟碰碰跳，整天心煩意亂

□蹲下後站起，感到天旋地轉

□一吃飽就瘋狂打嗝

□不可思議，沒減肥卻體重直直落？

□天氣熱，兩頰狂冒痘痘

□水桶腰，竟然是胃熱型肥胖？

□好想學蛋黃哥，每天軟趴趴

□姐不是黛玉，只是不小心暈眩

□沒搬重物也會溢赤酸

□便便出血，媽呀，我得痔瘡了！

▲分數統計：＿＿＿＿＿＿

過勞指數：□A（1至3分）□B（4至9分）□C（10至12分）

A級

看起來腸胃很愉快的生活喔，請繼續保持！

你可以這樣吃：

冬瓜綠茶飲：清胃降火，生津解毒。P.70

老薑茶：清熱去燥，調胃安神。P.71

B級

你的腸胃有點疲累，再這樣下去就會「腸腸」出狀況！

你可以這樣吃：

金砂炒山藥：固精收澀，益氣健脾，能補虛、助消化。P.72

瘦肉芡實粥：固腎澀精、補脾止泄。P.72

C級

天呀，你可能要引爆啦！趕緊找尋合適醫師詳細診療，或藉由中醫食膳，補補元氣吧！

你可以這樣吃：

三鮮羹：補中益氣，主治虛勞羸瘦、腹瀉下痢、消渴、水腫。P.73

蒜香洋蔥炒香菇：補氣祛濕、養胃潤肺、治風化痰、和胃下氣、化濕祛痰。P.74

二、腸胃的美肌檢測

□胃火先生，你好
□還沒吃飽，胃食道已經開始逆流
□冷汗直冒，上演恐怖的痙攣
□最討厭好朋友遲到！
□我不胖，我只是腫
□天啊，肌膚莫名起紅疹！
□我不老，我是臉頰線條比較多
□腸子在漏水？全身過敏又發炎
□腰好痠、眼睛好澀，腸子也跟著躁鬱起來
□無肉不歡？小心，腸息肉長上身！

▲分數統計：＿＿＿＿＿＿

疲憊指數：□A（1至3分）　□B（4至7分）　□C（8至10分）

A級

疲憊指數很低喔！請繼續保持你的美麗。

你可以這樣吃：

桂花釀蜜蓮藕：清熱，溫胃。P.177

四神湯：利濕，整腸止瀉，健脾固胃。P.130

B級

疲憊指數黃燈，不保養的話老得很快喔！

你可以這樣吃：

薏仁萆薢粥：利水滲濕，健脾除痹。P.129

木耳紅棗粥：益腸生津，補脾和胃。P.134

C級

噢不！你的肌膚……，快快服用中醫食療方，找回流失的年輕！

你可以這樣吃：

山藥羊肉盅：益腸護胃，健脾溫陽。P.140

茯苓白朮鯽魚粥：健脾除濕，主治脾胃虛弱、胃痛嘔吐、水腫。P.131

三、腸胃的逆齡檢測

□我的腸胃正被脂肪包圍著

□只要天氣變化，風濕痛就來犯

□眼睛白花花，聽說台北下了雪？

□煩躁、掉髮，更年期不想出門

□天天一杯含糖飲，皮膚蠟黃像香蕉

□骨質土石流？踻落，爬不起來

□手不能舉、頭不能轉，好「肩」苦！

□語言重複、思考遲緩，容易健忘？

□上廁所滴滴答，雄風不再

□數羊數到羊睡著，眾人皆睡我獨醒

▲分數統計：________

老化指數：□A（1至3分）　□B（4至7分）　□C（8至10分）

A級

腸胃還很年輕呢！要繼續保持活力喔！

你可以這樣吃：

鮮蘋瘦肉盅：潤腸健胃，補脾生津。P.179

山楂陳皮飲：消脹排氣，促進腸胃蠕動，幫助消化。P.181

B級

腸胃年華老去，要想辦法回春囉！

你可以這樣吃：

禾蟲乾鮮雞盅：補脾胃、益氣血、利水消腫。P.225

桑寄生茶飲：祛除風濕、痹痛、腰膝酸軟等症，補肝腎，強筋骨。P.225

C級

腸胃老摳摳了喔，這樣不行！趕緊找尋合適中醫詳細診療，暖腸健胃，找回健康。

你可以這樣吃：

黑豆燉羊腩：黑豆補腎益陰，健脾利濕，除熱解毒。羊肉益氣補虛，補血助陽，促進血液循環，增強禦寒能力。P.227

紫菜燉鯽魚：紫菜富含膽鹼和鈣、鐵，能增強記憶，有降膽固醇之功。鯽魚利水消腫、益氣健脾、開胃通絡。P.227

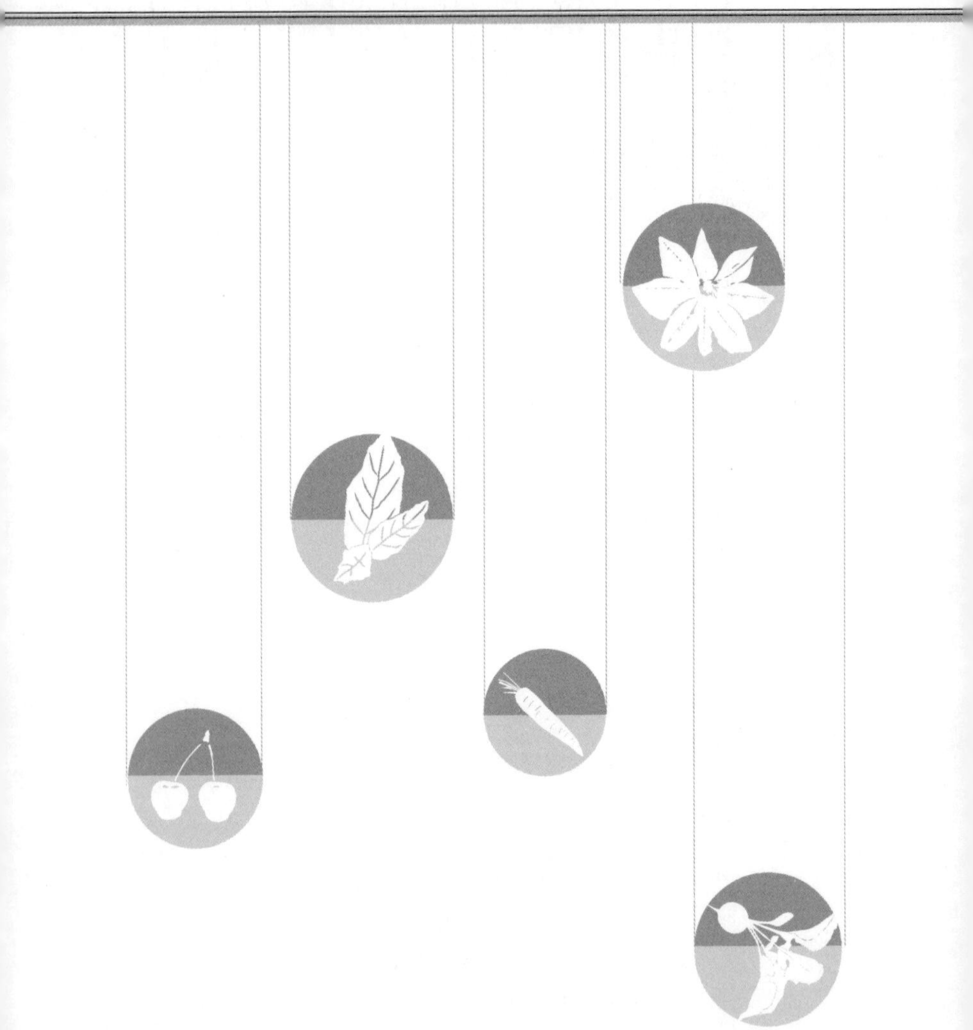

Part 1
全民好心「腸」

腸胃十二種危險引信，你觸身幾項？

「你被制伏了嗎？」全民瘋寶可夢（Pokémon GO），街道上隨處可見「抓寶」玩家，野生寶貝似乎無所不在，就在我們開心丟球的時刻，卻忽略腸道迴路也被入侵，正悄悄纏上危險引信，等到自己踏進腸胃地雷，將隨時引爆健康！

腸胃，職司運化，升降相濟，特別是主「通降」的胃，上接食道，下接十二指腸，以及主液的小腸，主津的大腸，成就人體一脈相連的消化系統，幫助攝取、消化、吸收、同化和排泄等功能。

想要長養身心健康，遠離老化危機，這條消化大道，絕不可有任何阻礙或閃失。

現在就化身「清腸護胃專家」，仔細檢視有害腸胃的可怕因子，一一掃蕩清除這些作亂的地雷吧！

01 告別腹瀉困擾，一招讓你不再尷尬連連

台灣潮濕多熱，慎防食物保存問題或不潔汙染，導致腹瀉！

找出病根
脾胃不和
疏泄不暢
飲食不潔

對症食療
烏梅茶
黑木耳水

對症食療
蓮子薏米粥
黃連葛根湯
冬莧炒鮮貝

對症食療
赤石脂煲薑粥
陳砂雙椒鯽魚湯
馬齒莧豬腰粥

腹瀉，腸胃的危險引信之一

「吃什麼都鬧肚子，真是困擾啊！」身為廣告AE的振寶，每次總在關鍵時刻肚跑廁所，非得停下手邊工作或報告，不只讓他尷尬，也使別人對他的專業產生質疑。

「黃媽媽，你家弟弟又瀉肚子囉！」今年剛升大班的俊傑，由於腸胃不好，也不知道吃了什麼就腹瀉，來不及跑廁所，老師只好三天兩頭請媽媽帶著換洗衣物往學校跑。

腹瀉，可能是脾胃不和所致，或食用過多的肥膩食物，加上嗜辣、生食肉類，當身體無以抵抗，就會造成腸胃發炎，疏泄不及，致生腹瀉。

成人之外，臟腑嬌嫩的孩童，也較容易有鬧肚疼的症狀，而且經由

中醫診斷，常可看到明顯厚黃的舌苔，即屬濕熱型腹瀉，父母要留意避免給孩子食用過燥的食物，減少腸胃刺激。

◈好腸，對症才是王道

《景岳全書．飲食門》：「胃司受納，脾司運化，一納一運，化生精氣。」

身體臟腑互為關連、相互為用，若是胃納失調，連帶使脾運不順，加上大腸小腸的津液受阻，消化系統大打結，自然從嘴巴吃進肚子的食物，不消多久，就會提醒自己要跑廁所了，嚴重者還可能下痢、水泄不止，導致脫水休克！

針對中醫食養療方，有助調護的烏梅、葛根、黑木耳、粳米粥之外，也要留意容易「誤觸」的地雷，諸如香辣、油炸、生冷、未熟等食材，都應避免。此外，胃傷不宜食稻穀，選擇上還需要審慎評估。

尤其台灣地屬濕熱型氣候，只要食物沒有妥善保存，就容易腐敗生黴，因此家中可備有乾燥盒、真空罐，並留意未食用完畢的食物，一定要密封或放入冰箱存放。四季濕熱時間長，也直接影響形成濕熱體質，像是油光滿面、口苦口乾、睏倦疲乏、大便黏膩或腹瀉、舌苔積厚偏黃等症狀，就屬這類體質。

中醫養生
健康提醒

烏梅茶，幫助整腸健胃！

梅子，未成熟稱「青梅」，初熟稱「黃梅」，經煙燻至黑色即是「烏梅」。烏梅，性味酸、澀、平，歸入肝、脾、肺、大腸經，食用梅子可以開胃、生津液，去除熱燥、口乾，因而有「望梅止渴」之故事。《名醫別錄》記載：「無毒。止下痢，好唾，口乾。」《本草拾遺》亦說：「烏梅去痰，主瘧瘴，止渴調中，除冷熱痢，止吐逆。」可見烏梅有防止腹瀉、下痢的具體臨床功效。

「整腸」
營養有方

溫和止瀉防痢，有賴六食材：

- 葛根：健脾養胃，去除濕毒。
- 黑木耳：富含膠質，有助清潔腸道。
- 蓮藕：含有黏蛋白，促進蛋白質或脂肪消化。
- 蓮子：厚腸胃，固精氣。
- 薏仁：健脾養肺，利濕清熱。
- 烏梅：開胃生津，去燥止痢。

02

學起來拯救千萬人，一招改善心悸！

改善腸胃道，安撫身心，平緩心脈搏動。

找出病根
脾胃不暢
氣血虛弱
血運無力

找出病根
山楂黑棗粥
山楂百合粥

心悸，腸胃的危險引信之二

「為什麼老是覺得怔忡不安？好像有什麼大事要發生！」今年滿五十的花姨，月初以來就感到心跳不斷加速，而且查不到原因，讓她相當困擾，於是白日裡憂心忡忡，夜晚無心睡眠，躺躺臥臥，惹得更加心煩氣躁。

根據中醫辨證，著重於根源上著力，臟腑不平，內心不得安靜，可以是營養不良所致，除了心氣虛弱、血運無力、虛火妄動，也可能出於腸躁瘀阻、脾胃不暢，透過食膳，從內長養調理，即能全面進行改善。

◈好腸，對症才是王道

《傷寒明理論．悸》記載：「悸者心忪是也，築築惕惕然動，怔怔忪忪不能自安者是矣」。這種症狀可能起於受到驚嚇、惱怒，感到惶恐、害怕、不安，於是心跳開始加速，甚至有劇烈不止的情況。

心悸、心跳急促，就西醫角度而言，認為是「自律神經失調」，由於交感神經過度亢奮，導致呼吸加快、脈搏加速，同時伴隨血壓上升、頭昏腦脹，嚴重還會暈厥，也會使得腸胃蠕動變慢，影響營養吸收，身形消瘦，如此惡性循環而未做處理改善，症狀於焉加重。此外，也不排除是因臨界更年期，因而產生的荷爾蒙失調症候群。

針對中醫施治，得先進行虛實辯證，通常以補虛為先，再之祛邪，透過食養方式改善腸胃功能，達到養血、滋陰、益氣、清火之效，安撫身心，平緩心脈搏動。

中醫養生 健康提醒

療癒系好物「山楂」，輕鬆改善高血壓！

因血壓升高導致的暈眩，可以食用山楂，取代服用帶有副作用的降血壓藥物，輕鬆達到緩解症狀的良效，同時有治厭食、消脂，以及減緩老年癡呆情況。

此外，好發於年長者、飲食喜歡重口味，以及酗酒抽菸一族的高血壓，突然而起的胸悶頭痛，假使沒有適切改善日常飲食和生活作息，勢必將會持續。「脾胃乃後天之本」，身體的疾病早知道，健康同樣掌握自己手中，藉由食療滋補養胃，調理臟腑，增加消化吸收功能，氣血運化正常，血壓安穩平緩，人就不會感到心悸、暈眩。

不過，山楂有破氣作用，食用多了會耗傷胃氣，同時影響孕婦的健康和胎兒的發育，因此孕婦、兒童、病後體虛、患牙病，以及脾胃虛弱、胃酸分泌過多者，不宜吃山楂。

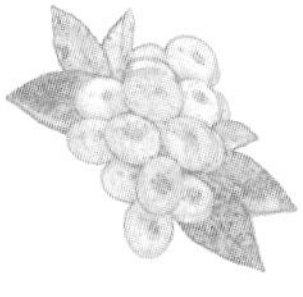

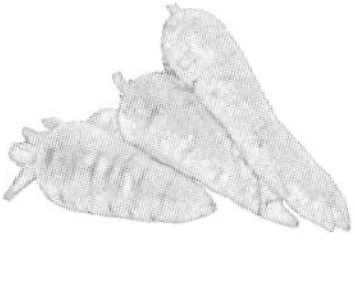

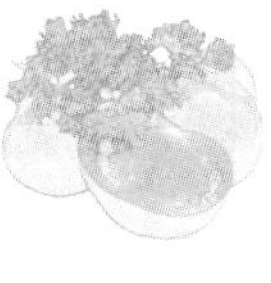

「整腸」營養有方

健腹養腸七穴道，養生動一動！

依序按壓以下穴道，有助消化、解脹氣，舒緩心悸、失眠，強化腸胃功能，由下往上，各兩分鐘，畫圓循環往復，一次約十至二十分。

- 足三里穴：小腿前外側，膝蓋往下約四指寬處。
- 太白穴：足內側緣，第一蹠骨小頭後下面凹陷處。
- 中脘穴：上腹部，胸骨下端和肚臍連接線中點。
- 水分穴：肚臍正上方一指幅處。
- 關元穴：肚臍正下方四指幅處。
- 內關穴：前臂掌側正中線，腕橫紋中央上兩寸的肌腱中間。
- 合谷穴：虎口處肌肉最高處。

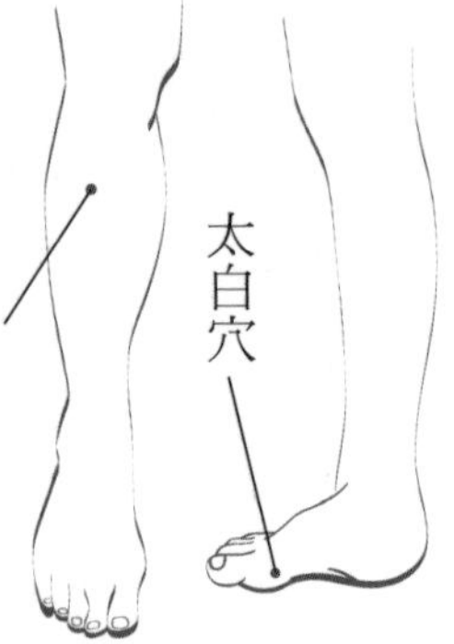

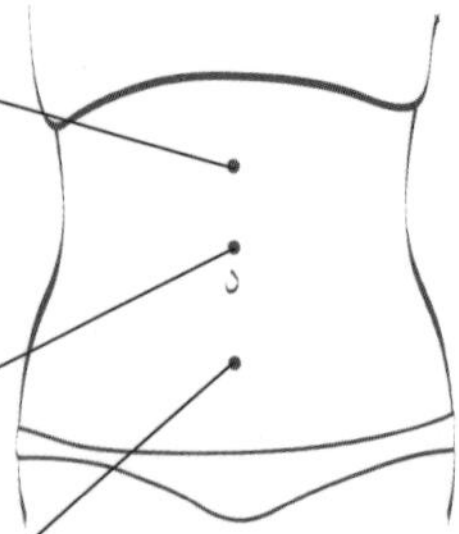

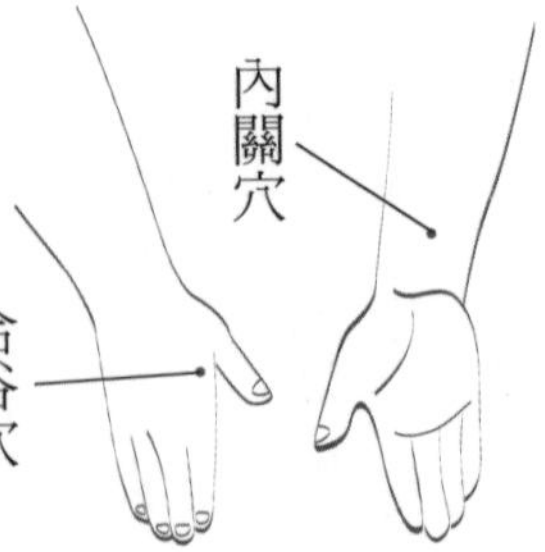

胃食道逆流，當心酸液灼傷腸道！

03

打嗝、溢赤酸怎麼辦？中醫一下就改善

找出病根
胃火上亢
肝氣犯胃

找出病根
寒濕內阻
飲食積滯

對症食療
銀耳桂圓花生湯
青蔥鯽魚香嫩蛋
百果山藥拌秋葵

溢赤酸，腸胃的危險引信之三

「咯—咯—咯——」打嗝打不停，安靜的辦公室裡突然傳來陣陣聲響，鍾碩趕緊掩住嘴巴，就怕自己聽了心煩，也影響了別人專注度！

「啊！我又被自己燒到喉嚨了，救救我……」旁人聽得一頭霧水，原來是溢赤酸，那種不舒服的感覺，令小樺捏緊喉嚨，發出可怕的求救訊號。

不只是喉嚨胃酸逆流，「火燒心」胸口灼熱、頻頻打嗝，都是因為胃部出了問題，長期忽視的話，嚴重還可能導致胃潰瘍、癌病等。

溢酸、呃逆之外，頻頻放屁也可能是大腸癌的徵兆，過度放屁表示消化系統不良，加上便祕、便血、腹痛等情況尤要當心，不可不慎！

◈好腸，對症才是王道

「喝咖啡、吃甜食，又用力，你，胃食道逆流了齁！」一度引起討論話題的廣告，導致搬家工人食道、胸口灼熱而臉部猙獰的原因，正是「吞酸」、「噫酸」，就是俗稱的溢赤酸。

明代方隅所著醫書《醫林繩墨》記載：「吞酸者，胃口酸水攻激于上，以致咽溢之間，不及吐出而咽下，酸味刺心，有若吞酸之狀也。」除了泛酸之外，還可能伴有腹疼、胃痛、肚子鼓脹的症狀，仔細觀察診脈的話，除了口苦、舌苔黃厚之外，或許還有「腸鳴」、「腹鳴」情況。

清代醫學家沈金鰲所著《沈氏尊生書．噯氣吵雜吞酸惡心源流》提到：「吞酸者，鬱滯日久，伏於脾胃間，不能自出，又嚥不下。」中醫施治方式，藉由疏通津液，使鬱熱緩解，採行食膳養肝護胃、理氣和中，化開積食形成的消化不良。

平日「定時」飲食，別再賴在手機、電腦前，該吃飯的時間就吃飯，宜吃七分飽或一日多餐，同時避免油膩、辣酸、醃漬加工、汽水、咖啡和奶製品（乳糖不耐症），以及過冷過熱的食物，菸酒也要遠離，減低腸胃負擔，是保持健康的第一步。

中醫養生 健康提醒

打嗝打不停，要喝橋下水？

每個人多多少少都會有打嗝經驗，傳統有許多說法，可以小口喝水七次，或是在水杯上放上筷子，默念「打嗝要喝橋下水」七次，再喝下即可解除症狀。

其實，還有更科學的作法，可嘗試把耳朵摀起來幾分鐘，使神經系統做出反應即可。另外，也能藉由按壓以下穴道，遏止擾人的打嗝：

- 少商穴：拇指上的指甲角外一分。
- 內關穴：手掌上，橫紋正中往手肘方向二吋，二筋間約三橫指距離。

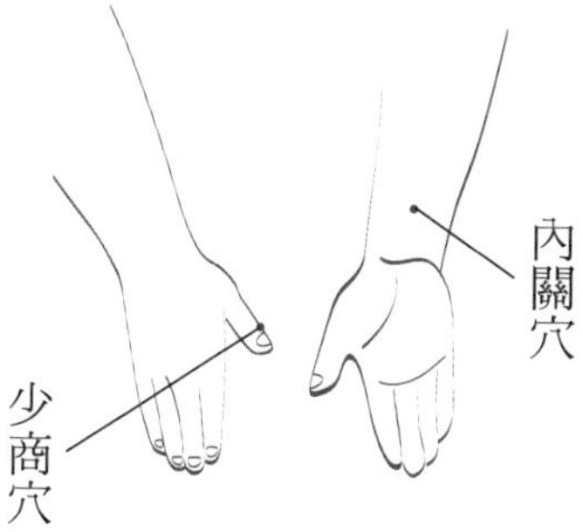

「整腸」營養有方

五食材健脾護胃，消除打嗝積食！

- 山楂：降脂消積，行氣散瘀。
- 白蘿蔔：改善腹脹，化痰排氣。
- 高麗菜：保護胃腸黏膜（適量）。
- 南瓜：保護胃壁（適量）。
- 木瓜：顧胃健脾。

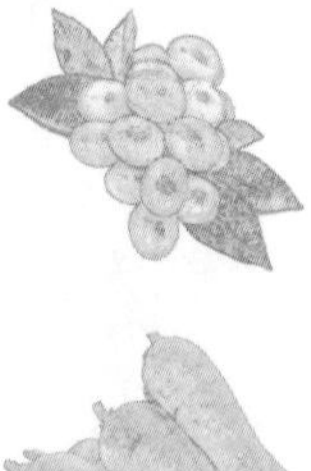

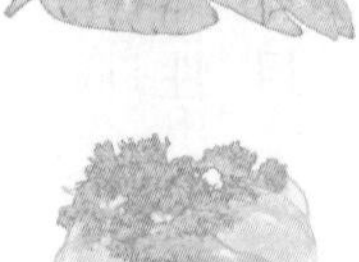

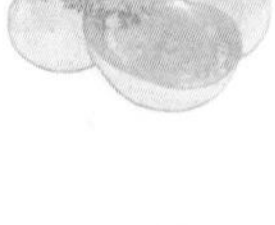

頭暈、蒼白、手腳冰冷等癌病示警，切莫掉以輕心！

04

不可思議！貧血、頭暈的神奇救星

找出病根
濕熱內蘊
氣血兩虛

對症食療
香筍蒸甲魚
菊花蜂蜜飲

頭暈，腸胃的危險引信之四

「國民癌上身？」時常頭暈目眩的詠萱，染患現今國民病——頭暈，沒想到也可能是大腸癌的前兆！由於腫瘤會造成身體慢性出血，致使貧血情況發生，頭暈、目眩、蒼白、反胃、嘔吐、盜汗、食欲不振、手腳冰冷，以及揮不去的疲累感，更是其相關臟器的衍生反應，切莫輕忽。

經台灣「衛生福利部國民健康署」統計，大腸癌發生人數已高居癌症發生人數的前幾名，已是國民最常見的癌症之一。

「姊今天不舒服，千萬不要招惹我！」當頭暈開始脹痛，自然容易感到煩躁易怒，此時，只要有點不如己意，自然就會暴跳如雷，甚至把脾氣加諸他人。心怡就有這樣的情況，平日就不太溫柔的她，似乎只要大姨媽一來拜訪，肚子疼不說，還會天旋地轉、暈頭轉向，不由得整個人地雷上身，因此也讓旁人無不避之惟恐不及，深怕不小心惹怒她！

◈好腸，對症才是王道

《黃帝內經．素問．至真要大論》記載：「厥陰之勝，耳鳴頭眩，憒憒欲吐，胃鬲如寒，大風數舉。」根據中醫症型，頭暈、貧血基本上有三種成因：氣血兩虛、濕熱內蘊、氣滯血瘀，此外風火上擾、勞心太過，也會影響疾病程度。

一名年過七旬的婦女，從發生便秘，到後來趕感到頭暈、疲憊，前往醫院進行檢查後，竟發現糞便有潛血反應。一般說來，糞便潛血篩檢是檢驗大腸癌的第一步，只要是陽性反應，廿人當中，就有有一人確診為大腸癌，可說比例極高。

由於日益西化飲食習慣、晚睡快節奏的生活方式，加上國人愛吃紅肉、燒烤、醃漬等食物，冷熱酸辣不忌口，囫圇吞棗之下，腸胃長期遭受「凌虐」和「輕忽」，自然會有發炎反應，然而若能及時調養，在警訊發生之時，進一步藉由中醫食療入手，仍有改善的契機，恢復腸胃道健康，迎回彩色人生。

中醫養生 健康提醒

頭暈目眩，可能是心臟出毛病！

根據醫學報導，若是經常感到胸悶、疲憊、頭暈、失眠、呼吸急促等情況，不只是腸胃道出狀況，心臟也可能正在發出求救訊號：供血不足。

中醫認為，人體五臟六腑相互關聯，一個器官有缺損，連帶其他器官都會受到影響，因此治療上不能只著重一處，需要全面審視、全面調養。因此，除了不要讓腸胃不開心，也不宜讓心臟持續傷心！

整腸 營養有方

掌握三大營養素，有效改善貧血和頭暈！

◎含鐵食物：

- 蔬菜：綠葉蔬菜、莧菜、金針菜、蘆筍。
- 水果：紅黑棗、葡萄乾、堅果。
- 海產肉類：海藻、牡蠣、貝蛤、瘦肉。

◎維生素C：奇異果、番茄、柑橘等水果。

◎維生素B_{12}：海帶、黑木耳、紅莧菜、芝麻。

05 太重要了！一定要學會的，輕鬆解決脹氣

三焦病，腹氣滿，自然產生脹氣、噯氣。

找出病根

濕熱蘊結
脾胃虛寒
腸胃不暢

對症食療

金桔檸檬茶

脹氣，腸胃的危險引信之五

「唉唷，又脹氣了！」腸胃一直不太好的大伯，每每吃完飯，經常可以看到他張著嘴、搓揉鼓脹的肚子，哀聲歎氣的麼樣。今年也才四十幾的他，卻給人一種老態龍鍾、無精打采的感覺，想必和噯氣脫離不了關係。

「肚子老是脹脹的！」吃飽就脹，沒吃也會脹，苦思不得其解的雅芳，看著微凸的肚子，再怎麼縮氣也無法持續遮掩這份難堪，

有時候進食或喝水過快，也會將空氣不小心吃進肚子，造成腸腔內聚集氣體，感到腹脹不適，而伴有打嗝、反胃、嘔吐現象。

經常脹氣，肚子鼓脹難消、放臭屁，甚至感到腹部絞痛難當，其實正是腸道出毛病！

◈好腸，對症才是王道

中醫經典《黃帝內經．靈樞．邪氣臟腑病形》記載：「三焦病者，腹氣滿。」「三焦」作為病證名，即上焦（心肺）、中焦（脾、胃、膽、大腸）、下焦（腎、肝、小腸、膀胱），正是一種六腑病，又有寒熱虛實之分。

現代人的文明病——脹氣，雖然不是什麼嚴重的疾病，然而，卻會讓人整日都感到不舒暢，影響生活品質。若是僅服用消除脹氣的藥物，或是胡亂服用胃藥，只能緩一時之急，解一時之痛，長期下來，非但無法根治，也會對腸胃造成損傷。

針對器質性的腸胃問題，致生的氣機失調、臟器虛衰的脹氣，勢必要對症施治，同時經由食療導正飲膳習慣，搭配作息調整、放鬆紓壓，才能達到真正的改善。

中醫養生
健康提醒

消脹順氣四穴，養生動一動？

依序按壓以下穴道，有助腸胃蠕動、消氣解脹，各兩分鐘，畫圓循環往復，一次約十至二十分。

- 中脘穴：上腹部，胸骨下端和肚臍連接線中點。
- 水分穴：肚臍正上方一寸。
- 天樞穴：肚臍兩側旁開兩寸。
- 關元穴：肚臍正下方四指幅處。

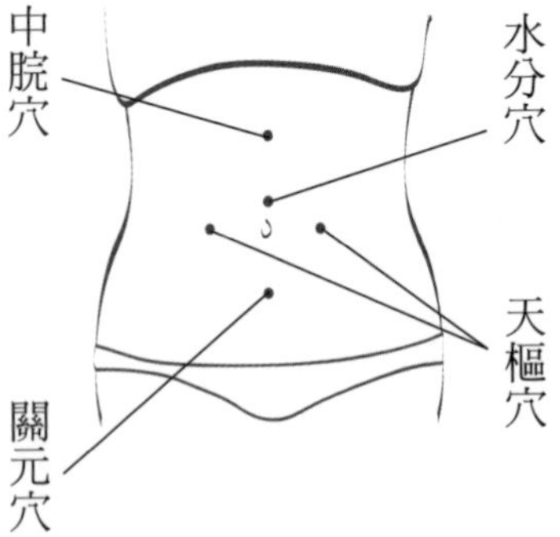

「整腸」營養有方

六大食物，幫助消除腸脹氣：

- 鳳梨：鳳梨酵素助消化、抗發炎。
- 蘆筍：利尿解熱，有助排氣。
- 酪梨：幫助排除鈉離子，解脹氣。
- 金桔：助消化，消食行氣。
- 牛蒡絲：有助行氣，消脹。
- 地瓜：能解鬱，幫助腸胃蠕動。

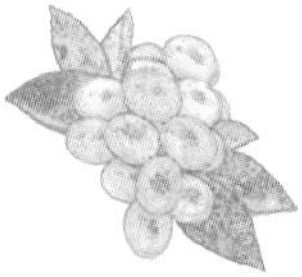

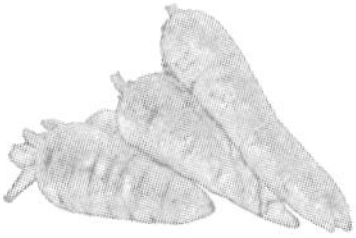

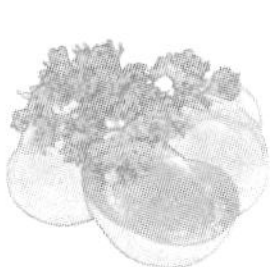

06

驚呆！輕鬆改善噁心、嘔吐，原來好簡單！

少嗜甜、酗酒，避免胃酸過度分泌，造成噁心、胃食道逆流。

找出病根
脾胃火盛
胃黏膜受損

對症食療
香芋雞蓉羹
蘿蔔排骨湯

乾嘔，腸胃的危險引信之六

「唉唷，肚子又犯疼囉！」已屆花甲之年的寇哥，目前從警務單位退休，賦閒在家，卻經常感到胃疼，一吃東西就想嘔吐、反胃。

由於過往忙於出勤，有時遇到巡哨站崗，加上年節、抗爭活動，都需排班支援，飲食不定時是常態，挨到下班、為了犒勞自己，又是燒烤又是啤酒，年輕時倒也不那麼在意，沒想到現在身體反過來折磨自己。

「嘔——」嘉琪怎麼了？是不是懷孕了？吃飯時間老是感到噁心想吐，幾次下來，尚未結婚的她，竟被誤認為懷有身孕，真是哭笑不得。

◈好腸，對症才是王道

胃酸上溢、飯後打飽嗝，正是罹患慢性胃炎的徵兆，切勿掉以輕心！

一名三十出頭的女性工程師，上班工時長不說，下了班還熬夜追劇，長期下來造成腸胃失調，經常有乾嘔的症狀，除此之外，全民抓寶運動展開，一天高達十四個小時緊盯著手機螢幕，三餐更忘了定時吃，有時過飽，有時過飢，或是囫圇吞棗咀嚼不完全，不只傷眼更傷腸胃。

當胃部有發炎跡象，就會難以消化食物，更直接影響到營養吸收，同時出現反酸、嘔吐的機率也會大大提高。因此，就中醫診斷施治來看，需從根本食養入手，平日養成均衡飲食、三餐定時定量的習慣，少油、少鹽、低糖、不菸不酒，避免醃漬物，搭配潤腸護胃的食材，像是海藻、紫菜都有助於修復胃黏膜，恢復臟器機能。

中醫養生
健康提醒

喝飲料更嚴重？少吃甜，提升腸胃「無齡感」

董氏基金會針對「無齡感」大調查，發現蔬果若是吃不夠，就會讓人容易感覺老，其中包含外表、生活、生理與心理等各方面，而且容易引發便秘、疲乏、腸胃問題、情緒不穩定等現象，可見適當均衡的蔬果，有助維持身心健康。

然而，含糖飲料大多使用人工合成的高果糖糖漿，若是當水喝，不但無法解渴，加速血糖上升，還容易囤積成為脂肪，同時影響體內生長激素的分泌，導致發育期的孩童長不高。

根據中醫食療驗證，以及營養師建議，採用「高營養CP+低GI」的飲食原則，最能提高腸道無齡感，高營養CP例如芭樂、番茄、奇異果等具有抗氧化的功效，低GI則是低升糖指數，諸如全穀類、纖維質高的食物，可促進腸胃道蠕動，幫助排毒。

「整腸」
營養有方

外食族注意！五大食物必吃

- 芋頭：有助治療胃潰瘍。
- 柳丁、番茄：富含維生素C，有助發揮胃液功能。
- 紫菜、海藻：有助修復腸胃黏膜。

07

小腸主液，大腸主津，津液和諧，自然通暢無阻。

便祕、痔瘡、血便……，通通都沒有了！

找出病根
臟脾虧虛
濕毒內蘊
虛火燥盛

對症食療
豆腐杏仁釀
糙米粥

對症食療
麻油香拌菠菜
清炒豆芽白菜絲
冰糖糯米桑葚粥

便秘，腸胃的危險引信之七

「明明猛吃青菜、多喝水，怎麼還是大不出來？」

「通腸劑、軟便劑有效嗎？不管啦——乾脆拿瀉藥給我也好！」

三天兩頭老是無法順利排便，讓小珊十分困擾，更別說困在馬桶上頭，哪都無法去，就讓人洩氣，如今的她成了「浣腸專用戶」，買到連藥局都認識了。

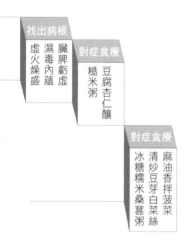

排便失常，不僅影響日常作息，更導致食慾不佳、便祕、黑便、血便、痔瘡，以及隨之而來的腹部腫脹、疼痛、臉色暗黃等，影響層面擴及全身上下。

治病要治本，是中醫施治的核心，因此並不建議長時間使用化學藥劑，或是吞服成分不明的瀉藥，也許一時之間獲得緩解，卻為身體留下更多難解的禍根，豈不冤枉。

◈好腸，對症才是王道

中醫理論指出：「小腸主液，受盛和化物；大腸主津，傳化和糟粕。」意思就是，小腸參與水液代謝，上承胃囊而來的食物進行消化；大腸同樣參與代謝調節，接受小腸傳遞而來的食物殘渣，吸收養分後，形成糞便排出體外，形成一個正常的代謝循環系統。

此外，腸道的運作形式，包含往返、推進和蠕動，為的就是幫助消化、排便。

「長時間坐辦公桌，秘結、痔瘡容易找上門？」除了老是坐整天的上班族，常見的產後便秘，或便意不盡，正是因為懷孕後的婦女，因為休養而運動量減少，加上膳食補充不均衡，導致排便不順、痔瘡等情形，深究原因，極可能是缺乏運動、粗纖維食用過少，以及腹腔肌退化，連帶影響腸道推進和蠕動的力道。

若是腸道有所阻滯，臟腑津液不足，將導致食物難以消化、殘渣無法順利排解，就會累積成為宿便，對人體造成嚴重危害。針對中醫食養入手，調整體質，改善腸胃道健康，可以多食用高纖蔬果，像是豆芽、白菜，以及有益潤腸通便的豆腐、杏仁、紫菜等。

中醫養生
健康提醒

神奇蜂蜜水，一喝嗯嗯就OK？

蜂蜜味甘平，歸肺經、脾經、大腸經，根據《本草綱目》記載：「生則性涼，故能清熱；熟則性溫，故能補中；甘而和平，故能解毒；柔而濡澤，故能潤燥。」就中醫來看，具有滑腸通便、潤燥補中，解毒止痛效用。同時可治咳嗽、便秘、胃痛、口瘡等。不過，若是有便溏、泄瀉症狀，以及濕熱痰滯之證型，避免食用。

「整腸」
營養有方

潤腸通便十大食物，跟宿便說Bye Bye！

- 豆芽：清熱解毒。
- 菠菜：潤滑腸道，滋陰養氣。
- 大豆：富含膳食纖維，促進腸道蠕動。
- 大白菜：清熱解毒，通腸潤便。
- 糙米：富含纖維質，有助腸道蠕動。
- 豆腐：利水清熱，有助腸胃生津。
- 杏仁：潤腸通便，排熱去熱。
- 紫菜：含有胡蘿蔔素、花青素，有助腸道蠕動。
- 槐花：泡水日服，有止血、消痔的功效。
- 蜂蜜：潤腸通便、排毒清熱。

口臭不是病，臭起來像惡鬼在索命！

08 黃連水原來這麼好，口臭、口瘡通通消失！

找出病根
- 脾胃不調
- 肝鬱熱毒
- 虛火氣滯

對症食療
- 黃連水
- 白蘿蔔汁
- 橘心甘草茶

對症食療
- 薄荷粥
- 涼拌麻油雙絲
- 海帶拌雙耳

對症食療
- 冰糖綠豆百合粥
- 百合甜杏粥
- 冰糖荔枝粥

口臭，腸胃的危險引信之八

「歡迎光臨！小姐，需要幫您介紹嗎？」

小優最大的困擾，就是再怎麼用力微笑和叫喊，等到客人走近，卻不知怎麼又悄悄走掉了。後來，經由家人和不怕死的同事口中得知，原來是自己口氣過於驚人。

為此消沉的她，還曾不斷做惡夢，場景是她一開口，旁人都跑光光，而且客訴連連……。身為櫃台門面，若是口氣很難聞，也不討喜，客人當然都不敢上門了！

「口裡長瘡，刷牙、吃飯、喝水，都會有疼痛感！」除了口臭，若是情況加劇，也會伴有口瘡、膿泡等現象，不只影響人際交往，更會在進食時，感到極不方便。

大多數口臭，都和胃部幽門螺旋桿菌感染脫不了關係，由於在腸胃道之中分解消腐之氣，上行於口，就成了人人敬而遠之的嫌惡氣息。

◈好腸，對症才是王道

中醫強調「天人合一」、「應天順時」的養生概念，講求和諧之道，由於肝屬木，脾胃屬土，木剋土，肝鬱犯胃、熱火阻泄，因而導致脾胃不調、脾胃虛火氣滯，顯現於表體，就是口臭、口苦、口瘡等症狀。

中醫針對病因，提出致病邪氣的「六邪」：風、寒、暑、濕、燥、火，根據六氣變化，導致人體的外感疾病，四季寒暑連帶產生濕邪、上亢、陰虛、熱毒、氣滯等相應證型。

唐代藥王孫思邈：「仲景曰，人體平和，惟須好將養；勿妄服藥，藥勢偏有所助，令人髒氣不平，易受外患。」《備急千金要方》醫書更大力倡行：「夫為醫者，當須先洞曉病源，知其所犯，以食治之，食療不愈，然後命藥。」可知食療湯膳正是長養臟腑的最佳方案，有別於藥物的剛烈，身體的保養可以從腸胃做起。

關於虛火旺盛所引致的循環紊亂，鬱而化火，心火下移於腸胃，消化系統無法正常發揮，自然產生便秘，口臭等外感現象。此外，自體免疫功能失序，也會頻發口腔潰瘍、長瘡發炎。此時針對食養調養，「理氣」和「降火」兩方聯手，即能完全治癒。

中醫養生 健康提醒

強效黃連水，一招瓦解口臭！

每天喝上一杯黃連水，就能幫助身體去除熱火，由於幽門螺旋桿菌會導致難聞氣味，上行於口，即是口臭。藉由黃連本身，即可消滅幽門螺旋桿菌，自然瓦解令人尷尬的隱疾。

此外，富含維生素B、維生素C營養素的食材，像是胡蘿蔔、白蘿蔔、白菜、菠菜、番茄、木耳等，一來利濕消腫，二來養胃降火，都能有效防止口臭、口瘡的發生。不過，食用頻率適當即可，避免過度飲用。

此外，一般常說青草茶、甘草茶能清熱解毒、益氣補中，但若是過度食用甘草，可能會導致頭痛、腫脹、無力、血壓升高和慢性疲勞，影響男性睪酮水平降低，引發孕婦大量出血，導致早產，因而不建議長期服用。

此外，使用血管緊張素抑制劑和利尿劑藥物（諸如阿司匹林、皮質類固醇、胰島素、口服避孕藥和瀉藥），以及患有月經異常、高血壓、糖尿病、心臟病、腎臟病的人，也應避免使用甘草。（服用抗凝血劑、抗血小板劑、利尿劑，忌用甘草。）

「整腸」營養有方

七大好物，讓壞口氣快走人

- 黃連：中清胃火、去熱解毒。
- 蜂蜜：去除熱毒，潤腸通便。
- 檸檬：去濕解熱，提升免疫力。
- 蘿蔔：順氣，解熱毒，促進腸胃蠕動。
- 木耳：養肺健胃，益氣補血。
- 海帶：去濕降火，因性寒則不宜多食。
- 百合：滋陰解熱，養胃補腎。

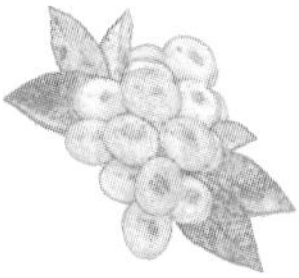

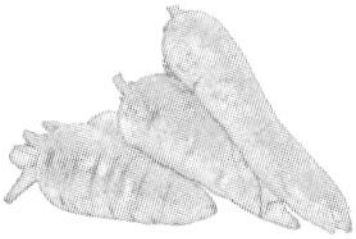

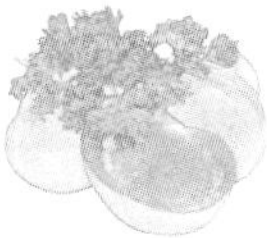

09

孵蛋禁區！痘痘、紅疹不要來，還我乾淨無暇肌

專司消化、吸收和代謝的腸胃，一旦功能失調，皮膚自然劣化。

找出病根
濕毒、血熱
中焦陽虛
消化功能不佳

對症食療
綠豆薏仁湯
冬瓜綠茶飲

對症食療
生薑酒
糯稻根泥鰍盅

皮膚炎，腸胃的危險引信之九

「搔癢、紅腫、龜裂，原來是腸胃出毛病！」

「怎麼辦啦？」一向以淨白水嫩肌自豪的秀智，最近一個月來，臉部和手腳老是容易搔癢，沒想到越抓越癢，越癢越抓，導致紅疹爬滿身，不只影響美觀，沮喪低落的心情，只好把自己關在家中「謝絕見客」，什麼和情人約會，姊妹閨蜜的逛街、貴婦下午茶也都別提了。

「兩天前吃了麻辣鍋，今天全身就爬滿紅疹！」一覺醒來的明達發現臉部有明顯浮腫，起疹子，誤以為食物不潔造成的，塗抹藥膏、猛吞消炎藥也不見好，其實是因為重鹹或過

辣的食物容易上火，導致濕毒鬱積，加劇腸胃血熱風燥。

「臉上滿滿油，都可以煎蛋了！」剛滿十六的家妮，皮脂腺分泌過度，讓她鵝蛋臉瞬間變成痘痘的最佳「孵蛋區」。

◈好腸，對症才是王道

其實，不管是異位性、神經性皮膚炎，還是青少年的青春痘問題，除了壓力因素之外，自體免疫功能異常、腸胃功能障礙，都有可能造成皮膚發炎起疹。

異位性皮膚炎（Atopic dermatitis），又稱過敏性皮膚炎、濕疹，染患此症的患者大致可分為嬰兒、兒童、成人三階段，且好發於四肢屈側，如手肘、手腕、膝蓋、肩頸、前胸部、足關節等部位。

神經性皮膚炎（neurodermatitis），由於「如牛領之皮，頑硬須堅，抓之如朽木」，造成肌膚粗糙增厚，溝紋加深，而稱為牛皮癬，病程緩慢且反覆發作，通常成片出現，呈三角或多角形淡紅、淡褐色，形似苔蘚，好發於青壯年身上。

專司消化、吸收和代謝的腸胃，一旦功能失調，運化失常，造成營養素無法吸收，皮膚的血液循環自然欠佳，面色蠟黃、發疹、長痘、痤瘡、生斑樣樣出現。因此，唯有腸道健康，顯現於外的臉蛋才能自然呈現水潤透亮。

中醫養生
健康
提醒

中醫養生健康提醒

《黃帝內經・素問》：「胃為倉廩之官，五味出焉，可刺胃之源。」

胃主通降，上接食道，下接十二指腸，掌管食物的「受納與腐熟」，亦即「貯藏」和「消化」食物的器官。當我們吃下食物，咀嚼、吞咽後，經由食道進入胃囊，充分消化之後，才會進入腸道。

中醫理論指出；「中焦乃脾胃也，主腐熟水穀。」位於橫膈膜以下，肚臍以上的位置，又稱中焦。因此，若是消化過程發生阻礙或干擾，津液不足、納運無權而出現的水穀不化，即是中焦陽虛證型。

平日宜食清淡，少辣少鹽，從食膳幫助腸胃運化順暢，輔以適當運動、靜坐冥想，達到安養心神之境。

「整腸」營養有方

黑色三食材，幫助護腸排毒：

- 海帶：海帶：富含多種礦物質、蛋白質和維生素，可潤腸通便，又能降壓降脂，預防甲狀腺腫大。（甲狀腺異常者要小心服用。）
- 黑木耳：富含鐵質和植物膠原成分，《唐本草注》記載：「桑、槐、楮、柳、榆，此為五木耳……煮漿粥，安諸木上，以草覆之，即生蕈爾。」植物膠質可助洗滌腸道，排出毒素。（黑木耳偏寒，宜春夏食用，且不可當日常茶飲。血脂異常和出血性中風者，要慎食。）
- 豬血：孫思邈《千金食治》提及豬血：「平，澀，無毒。」《醫林纂要》：「利大腸。」富含鐵質，助排毒又能養顏，補血氣，抗衰老。

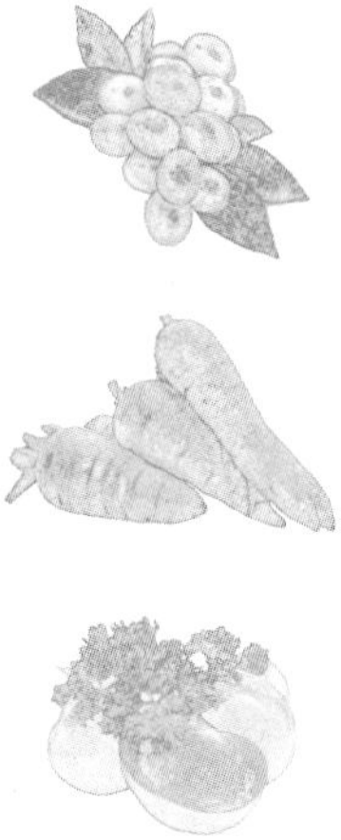

中醫養生 健康提醒

皮膚毛病的簡單分型

	其他名稱	相關症狀	致生原因	好發族群
異位性皮膚炎（Atopic dermatitis）	過敏性皮膚炎、濕疹			依嬰兒、兒童、成人三階段而別。
神經性皮膚炎（neurodermatitis)	牛皮癬	呈三角或多角形淡紅褐色，形似苔蘚，且呈片出現。	心火亢盛，血熱風燥。	好發於青壯年身上。
毛囊發炎	痤瘡、青春痘	粉刺、丘疹、膿包、面皰。	體濕內熱，內分泌失調。	好發於發育期的青少人。

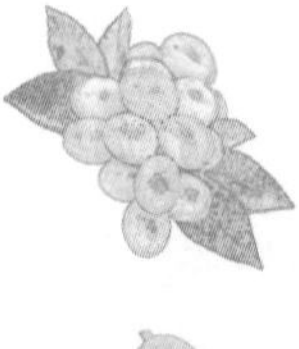
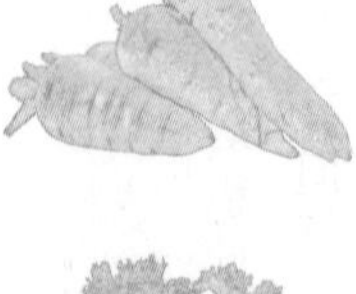
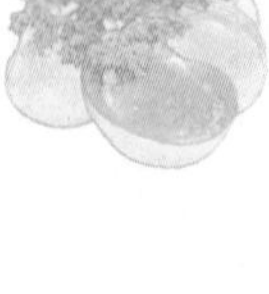

吃飯不定時、用餐時間不規律，成了腸胃的不定時炸彈！

10

沒食慾，體重直直落？這樣吃，保證開胃長肉

找出病根
脾胃失和
胃氣上逆

對症食療
涼拌雙絲
山楂西梨粥
甜椒炒山藥

對症食療
瘦肉芡實粥
冬瓜薏米盅
山藥乳酪粥

食慾不振，腸胃的危險引信之十

「怎麼越來越瘦，臉頰也凹陷下去？」原來對於自然瘦頗為得意的小敏，這下才驚覺到嚴重性。

「不是不願意，但就是吃不下啊！」面對滿桌的佳餚美釀，明明到了吃飯時間，提起一兩次筷子後，就再也不想拿起來了！

日漸消瘦的身體，就中醫觀點來看，很大原因在於脾胃失和，導致胃口不開，而且吃飯不定時、用餐時間不規律，成了體內的不定時炸彈。

身為護理師的珈禎，日夜輪值是常態，而且每到交班時刻還得幫忙巡房，替病人量測體溫和換藥，也就經常拖過用餐時間，奇怪的是，幾次

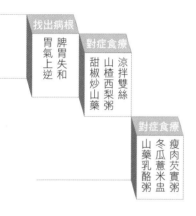

延遲吃飯之後，倒也就不那麼感到飢餓，但是日益減輕的體重、不定時肚子痛，以及不再容光煥發的臉色，才讓她驚覺腸胃出毛病了。

◈好腸，對症才是王道

「嘟—嘟—嘟——上班超時，你的腸胃也跟著超時了嗎？」

現代人拚業績、趕時效，生活節奏匆促快速，往往手邊事一忙起來就忘了吃飯，或是趁著休假日，吆喝大伙前往吃到飽餐廳，烤炸麻辣，來者不拒，一下子吃下過量食物，成了名副其實的「超食」。

長期輕忽脾胃失和，嚴重影響健康，嚴重將可能導致相關病變，甚至惡化成胃癌、大腸癌，不可不慎。

「媽咪，我不要！」不久前才吃完零食的皓翔把頭一撇，嘴巴一嘟，堅決不願吞進一口飯，惹得媽媽心煩，不免求助醫師：「人家的孩子都是白白胖胖，我的孩子怎麼就是不長肉？」發育期的孩童、青少年最需要營養，若是只愛糖果零嘴，養成偏食習慣，上了餐桌卻這也不愛、那也不吃的情況，身為家長自然是百般苦惱！

食慾減退，或是明顯消瘦情況，需要進行食養調理，一來改善消化能力，促進腸胃蠕動（開胃），二來調整日常作息，避免過餐不食、睡眠不足等情形。關於孩童的羸弱消瘦，導因於營養缺失，可以採用溫補湯膳，一方面補中益氣，一方面健胃潤腸。

《黃帝內經．素問》：「小腸者，受盛之官，化物出焉，可刺小腸之源。大腸者，傳道之官，變化出焉，可刺大腸之源。」小腸在胃的下方，盛接胃的運化之食物；大腸則在小腸之後，吸收食物多餘的水液，最後形成糞便，排出體外，形成一個消化循環。

不過，小孩子的消化系統發育尚未完備，因此多少影響營養的吸收，造成形體羸瘦、毛髮乾枯、面無血色等症狀，中醫上的說法稱為「疳積」。

中醫有言「虛不受補」，針對脾胃虛弱，導致消瘦、營養不良的情況，不宜胡亂服用補品，反倒是溫和的湯粥，像是山楂、薏仁、芡實、山藥、桂圓等食材，都能達到整腸開胃的功效。

中醫養生
健康提醒

偶爾來點酸辣，有助腸胃健康？

「今天吃什麼？來點新奇的吧！」人要生活，就得飲食，然而一日三餐循環往復，若是食材上流於固定乏味，吃來吃去都是那些東西，久而久之自然提不起食慾，平日清湯小菜，偶爾也可以來點溫和的新刺激，例如微辣、微酸、微苦、微澀、微甜，加入適切的調味食材（蔥、蒜、胡椒、辣椒、醋、苦瓜等），一來能大開滋味，一來也有助消化。不過，還是要留意不宜冰飲、過鹹、肥膩等重口味料理，基本上調味比例太過，享受美食的當下，也要提醒自己做出健康的選擇。

「整腸」
營養有方

消瘦、抵抗力差？四大食物告別亞健康：

- 乳酪：養陰潤膚，提振食慾，改善脾胃功能。
- 核桃：滋潤五臟，維護腸道健康。
- 肉桂：驅寒補陽，暖血溫脈。
- 羊肉：壯胃健脾，補益元氣。

愛美之心人皆有之，切勿不當減肥，仍要以健康為基礎。

11

跟著中醫吃，水腫、肥胖不上身！

找出病根
- 脾胃虛弱
- 體火旺盛

找出病根
- 胃熱型肥胖
- 胃陰不足

對症食療
- 肉絲萵苣豆腐湯
- 涼拌蘆薈海蜇皮
- 蒜香洋蔥炒香菇

對症食療
- 冬瓜薏米鯽魚煲
- 蔬菜蘿蔔豆腐盅
- 白菜雞肉盅

肥胖，腸胃的危險引信之十一

「平常並不愛吃肉，怎麼會越來越胖呢？」「四肢看似纖細，怎知底下卻是大腹便便！」曉潔並非嗜吃肉食者，身體卻像吹氣球一般，彷彿喝水也會胖。

「肥胖，到底是營養過剩，還是營養不良？」力行減肥餐的永華，每天青菜水果，外加定時上健身房報到，練舉重、踩飛輪，體重沒減多少，人魚線也還沒上身，卻換得一副營養不良、失血過度的樣子。

「拒當大腹翁、小腹婆！」久坐少動的台灣上班族，竟然高居亞洲最不愛運動之首，當然肥胖機率也就高出其他國家許多倍，成了現代人甩都甩不開的通病。

此外，隨著物質生活越來越不匱乏，許多人往往過度飲食，因營養過剩導致脂肪堆積，也有因為偏食、節食過了頭，成了厭食，造成營養不良、貧血、體質虛弱，反而得不償失。

◈好腸，對症才是王道

「美力新時代，全民減肥運動來臨！」現代社會，審美意識高舉大旗，就連社交軟體也以「Facebook」為名，大行其道，註冊用戶高達十八億，「交友前，先看臉」，使得人們更加注重自己的公眾形象，包括維持美好體態，才不會讓自己在鏡頭前、鏡頭外差異過大，讓人驚訝連連。

說到體態，就中醫辨證來看，肥胖大致上不脫以下幾項：體火旺盛、脾胃火盛、氣血虛空，因而導致新陳代謝減緩，讓皮下堆積脂肪。

胃屬消化器官，大腸是排除體內廢物的器官，假使營養無法吸收，毒素無法順利排除，體內水液積滯，自然造成水腫，發胖更是預料之中的事。

中醫認為「血為氣之母，氣為血之帥」，氣血不足，造成臉色蒼白、虛軟無力，臟器無力消化，代謝能力遲緩，營養不被吸收，使得脂肪在體內囤積，形成肥胖狀態，正如醫書所說：「氣不足則胖！」唯有透過食養，調理血氣、滋陰補虛，精神回來，體重也跟著回穩。

食物，仍是身體攝取必要營養素的主要來源，飲食不當，容易損傷脾胃，使毒素不易排出，更會讓脂肪在體內迅速堆積，營養師說：「吃得好不如吃得精」，選對食材、用對烹調方式，腸胃好了，自能「健康享瘦」，保持好身材，同時讓身心開闊又舒暢。

中醫養生 健康提醒

產後媽媽避免因為惡補，造成「腹水難收」，關鍵在於均衡營養，假使一直瘦不下來，也會造成身體負擔，影響健康。

「吃太多，也是一種病！」此外，胃陰不足，也會形成胃熱型肥胖，儘管食慾旺盛、飯量大增，卻仍時時感到飢餓，不自覺吃進太多食物，越吃越胖，中醫常說陰陽調和，此時需要滋陰養胃，提升飽腹感，恢復正常攝食量。

「整腸」營養有方

美味開懷，享瘦六蔬食

- 各色葉菜：擁有豐富膳食纖維和維生素C，調腸和胃，減少脂肪堆積。
- 冬瓜：調養脾胃，去除水腫。
- 蘿蔔：清熱降逆，健胃補脾。
- 蘆薈：清熱解毒，促進新陳代謝。
- 豆腐：含有必需氨基酸和蛋白質，有助瘦身。

12 全身無力軟趴趴？只要做對一件事！

睡眠不足？小心慢性疲勞症候群上身！

找出病根
熱毒內蘊
腸胃積熱

對症食療
五鮮飲
荷葉鮮粥
冰糖綠豆粥

疲倦，腸胃的危險引信之十二

「唉，全身無力好想睡！」昨晚凌晨一點才入睡的欣堂，早上醒來覺得異常疲憊，只好猛灌兩大杯黑咖啡。擔任郵務人員的他，並無公務人員的避事心態，熱心為客人服務指引，下了班還要清理環境、整理郵包，雖然獲得成就感，也讓他比起其他同事看起來更忙碌。回到家後，更沒忘記要紀錄生活、沉澱心情，看看書、寫寫字，一下子就過了就寢時間。

勤勞踏實的上班族，就像「嗡嗡嗡小蜜蜂，飛到西飛到東」，學習的腳步總停不下來，卻也因此忽略了身體的警訊。

「睡眠債」還不了，慢性疲勞

症候群可能隨之上身，加上飲食無度，腸胃消化不暢，久而久之，身體影響心理，不自覺陷入悲傷、憂鬱的情境，可就得不償失。

◈好腸，對症才是王道

「喂，怎麼拖著腳步走路呢？」「我也不想這樣啊——」當身體的氧氣和養分不夠充足，就會打不起氣力，時常感到精神萎靡、疲軟無力，腦筋跟著當機短路。

西醫角度來看，氧化反應會形成自由基，若身體中的抗氧化能力失調，或是缺乏攝取抗氧化食物，就會導致細胞缺氧，造成自由基持續累積，猶如體內燃起熊熊大火，卻沒有「滅火大隊」來拯救，勢必導致火舌蔓延，死傷慘重。

因此，中醫理論強調對症施治，針對全面性的積極調養改善，而非消極的防堵，從飲食、順氣、作息、經穴等各方面避免身體發炎，軟趴趴的蛋黃哥無從近身，唯有營養充足、睡眠正常、運動適量，精氣神自然恢復，工作效率大大提升。

除此之外，有了健康信念、清晰頭腦，維持一貫正念（Mindfulness）執行日常事務，大小難關也會跟著迎刃而解。

中醫養生
健康提醒

去熱解燥，遠離「腸胃型發熱」！

當無力疲憊油然而生，要留意是否為身體發熱所引致。發熱，就是發燒，當身體明顯感到溫度上升，就會呈現頭疼、暈眩、痠痛、乏力、腹瀉、冒冷汗、畏寒等臨床症狀。就中醫觀點來看，體熱大多是因為體虛，加上熱毒內蘊，經由診斷找出熱源，可以採用清熱涼湯，或是去鬱補氣的食膳，加以調身養息。

「整腸」
營養有方

五鮮蔬果齊備，讓元氣飽滿、精力充沛

- 梨：富含維生素C的蔬果，自然有助提升抗氧化力。
- 荸薺：清熱生津，化痰明目。
- 麥冬：益胃生津，養陰潤肺。
- 蓮藕：清熱生津，健脾養胃。
- 蘆葦：清熱利尿，養陰生津。

中醫自古以來提倡之「醫食同源」的養生之道。

腸胃回復法，健康抗老這樣吃！

《黃帝內經・素問》：「五穀為養，五果為助，五畜為益，五菜為充，氣味合而服之，以補精益氣。」揭示中醫自古以來提倡之「醫食同源」的養生之道。

專司消化、吸收和代謝的腸胃，一旦運化失常，造成營養素無法吸收，自然影響身體的正常功能。

若是腸道有所阻滯，臟腑津液不足，將導致食物難以消化、殘渣無法順利排解，就會累積成為宿便，對人體造成嚴重危害。針對中醫食養入手，調整體質，改善腸胃道健康。

01

綠豆薏仁湯

食材\ 綠豆 100 克，薏仁 70 克，糖適量。

做法\ 綠豆、薏仁浸泡一小時後，放入陶鍋，加入適當水悶煮三十分鐘，待熟透後，加糖即可。

功效\ 清熱解毒，利濕益胃。

食用宜忌\ 脾胃虛寒、腸滑泄者忌用。綠豆多食，易有飽脹、悶氣之感；孕婦不可食用薏仁。

02

冬瓜綠茶飲

食材\ 冬瓜 500 克，綠茶 50 克，糖適量。

做法\ 冬瓜清洗後，去皮去籽後切塊，加入適量清水，熬燉一小時，加入適量砂糖，綠茶以布包裝袋，隨後放入，待煮滾後即成。

功效\ 清胃降火，生津解毒。

食用宜忌\ 冬瓜性寒，脾胃氣虛、腹瀉便溏、胃寒疼痛、月經來潮期間，和寒性痛經者，忌食生冷冬瓜。空腹及胃寒者，忌飲綠茶。

03

生薑酒

食材\ 生薑 300 克，米酒 300 克。

做法\ 生薑切塊拍散，放入米酒浸泡約一週。

功效\ 清熱去燥，調胃安神。

食用宜忌\ 體質偏向陰虛有熱、眼睛乾澀、好發青春痘、喉嚨不舒服，或是孕婦等，避免食用。

04

老薑茶

食材\ 老薑 300 克，黑糖 50 克（依個人口味斟酌）。

做法\ 老薑切塊拍散，注入沸水待十分鐘，適合餐後飲用。體質虛寒者，適合當作日常茶飲。

功效\ 清熱去燥，調胃安神。

食用宜忌\ 體質偏向陰虛有熱、眼睛乾澀、好發青春痘、喉嚨不舒服，或是孕婦等，避免食用。

05

涼拌雙絲

食材\ 海帶 30 克，黃瓜 50 克。

做法\ 海帶、黃瓜清洗後切絲，再依個人口味添加麻油、糖、醋，涼拌即成。

功效\ 海帶性味鹹寒，具消炎、平喘、通行利水、祛脂降壓等功效，有助改善甲狀腺機能低下症。

食用宜忌\ 不宜在冰箱中久存放過久。

06

檸檬水

食材\ 檸檬 1 顆，溫水 600 毫升。

做法\ 檸檬切片，放入溫水，搖勻即成。

功效\ 生津止渴、和胃降逆、化痰止咳。

食用宜忌\ 胃酸過多、十二指腸潰瘍的患者忌食。胃寒、經期、牙痛、糖尿病及腎病患者同樣不能多吃檸檬。

07

山楂西梨粥

食材\ 山楂 30 克，西洋梨 40 克，白米 120 克。

做法\ 山楂、鴨梨去核切丁，加入適量清水，煮成果醬備用；待白米煮成稀粥，放入果醬，拌入冰糖，待滾後即成。

功效\ 鴨梨具生津潤燥，清熱化痰和解酒功效。山楂可消食化積，行氣散瘀。

食用宜忌\ 胃寒、糖尿病、慢性腸炎者忌食生梨。孕婦或兒童脾胃虛弱者少吃山楂。。

08

甜椒炒山藥

食材\ 山藥 600 克，鹹蛋黃 3 顆，甜椒 1 顆，鹽適量。

做法\ 鹹蛋黃攪拌成泥狀備用，甜椒洗淨、山藥切成條狀，熱鍋後，陸續放入甜椒、山藥條，炒至七成熟後，再倒入蛋黃泥，加入適量鹽，熱炒熟透即成。

功效\ 山藥固精收澀，益氣健脾，能補虛、助消化，並有緩瀉祛痰。鹹蛋鈣鐵比例高，同時富含蛋白質、無機鹽。

食用宜忌\ 體虛、便秘、燥熱體質及容易脹氣者，不宜食用山藥。

09

瘦肉芡實粥

食材\ 山藥、芡實各 60 克，瘦肉 180 克，蔥白 1 根，白米適量。

做法\ 瘦肉切末、山藥切成小條狀，蔥白切段備用，待白米煮成稀粥，加入瘦肉、山藥條和芡實，熬煮一小時，調味即成。

功效\ 芡實性味甘澀平，具固腎澀精、補脾止泄之效。山藥固精收澀，益氣健脾，助消化、補虛緩瀉。

食用宜忌\ 便秘、尿赤及婦女產後不宜食，且一次切忌食過多，否則難以消化。

10

冬瓜薏米盅

食材\ 冬瓜150克，薏米30克，南北杏12克。

做法\ 冬瓜洗淨切塊，薏米預先泡軟，和生薑片一起放於陶鍋，再加入適量水，待煮滾，再放入用布包的南北杏，煮上一小時，熟爛即成。

功效\ 薏米利水、祛濕、清熱。冬瓜清熱、養胃、生津。

食用宜忌\ 體虛、手腳冰凍、胃腸寒滯者不宜。

11

山藥乳酪粥

食材\ 山藥120克，乳酪20克，白米180克，糖適量。

做法\ 山藥搗泥備用，待白米煮成稀粥，加入山藥泥攪拌均勻，隨後加入乳酪、糖，開文火攪拌，熟透即成。

功效\ 健運脾胃，資助化源。乳酪味甘酸、性平，治虛熱煩渴、腸燥便難、肌膚枯澀、搔癢等症。

食用宜忌\ 糖尿病患者不可多食。山藥與甘遂不宜同食，也不可與鹼性藥物同服。

12

三鮮羹

食材\ 雞胸肉80克，豌豆40克，雞蛋四顆，番茄20克，牛奶20克，鹽適量。

做法\ 部分雞胸肉剁成肉泥後，加入牛奶、蛋清、太白粉一起調勻，番茄去皮切成小塊狀，陶鍋中加水煮沸，放入雞肉泥、番茄、豌豆，最後用太白粉勾芡，滾熟即成。

功效\ 雞肉溫中、益氣、補精、填髓，主治虛勞羸瘦、腹瀉下痢、消渴、水腫等症。

食用宜忌\ 凡實證、熱證或邪毒未清者，不宜服用。

13

肉絲萵苣豆腐湯

食材 瘦肉100克，萵苣200克，豆腐100克，蔥、薑、鹽各適量。

做法 萵苣洗淨切段豆腐切片，瘦肉切片再用鹽醃製入味。鍋中加入適量水煮沸，陸續放入生薑片、萵苣、豆腐、瘦肉，加鹽調味，熟透即成。

功效 增進食慾、刺激消化液分泌、促進胃腸蠕動，預防老年癡呆症。。

食用宜忌 寒性體質者不宜多食萵苣；痛風、泌尿道結石，和眼疾患者不宜食用。

14

涼拌蘆薈海蜇皮

食材 蘆薈200克，海蜇皮20克，小黃瓜50克，醋、鹽、醬油、麻油各適量。

做法 海蜇皮過水去鹽，蘆薈川燙後切塊，小黃瓜切絲，一起擺盤，淋上麻油、醋、鹽等醬汁，即成。

功效 提高免疫力，抗菌，健胃整腸，降血糖和膽固醇。

食用宜忌 海蜇皮含鈉離子高，慢性腎臟病、高血壓及心臟病患者，不宜攝取過多。脾胃虛寒者，不宜食用蘆薈。

15

蒜香洋蔥炒香菇

食材 洋蔥200克，香菇200克，鹽、薑、大蒜、醬油各適量。

做法 香菇川燙後備用，熱油鍋放入薑絲、蒜爆香，放入香菇和洋蔥清炒，待洋蔥熟軟加入鹽、醬油調味，即成。

功效 香菇可補氣祛濕、養胃潤肺、治風化痰；洋蔥具和胃下氣、化濕祛痰、解毒殺蟲之效。

食用宜忌 胃腸熱證病人不宜多食辛辣刺激食物（蔥蒜）；愛滋病毒帶原者、心臟及癌症病人，不宜在服藥後食用大蒜。

16

冬瓜薏米鯽魚煲

食材\ 鯽魚 1 條（約 400 克），冬瓜 80 克，薏米 30 克，鹽、薑各適量。

做法\ 鯽魚去鱗洗淨，冬瓜切塊，薏米泡水瀝乾後一起放入陶鍋，加入適量清水大火煮沸，待熟爛，加入鹽、薑片即成。

功效\ 祛濕利尿，健脾養胃。

食用宜忌\ 腸胃虛寒者不宜。

17

蔬菜蘿蔔豆腐盅

食材\ 白蘿蔔約 400 克，豆腐 150 克，高麗菜 100 克，鹽、雞精、薑、蔥花等各適量。

做法\ 蘿蔔洗淨去皮切塊，高麗菜切小片，豆腐切塊，陶鍋加適量水煮沸，同時放入薑片，隨後放入蘿蔔，半熟後放入高麗菜、豆腐，待熟爛，加入鹽、蔥花即成。

功效\ 蘿蔔性寒，能清熱降逆，健胃補脾，促進腸胃蠕動，且能避免脂肪堆積。豆腐含有豐富蛋白質、鈣、維生素 E、卵磷脂、半胱胺酸等營養素

食用宜忌\ 蘿蔔性寒不宜多食；豆腐多食會阻礙人體對鐵質吸收，引起蛋白質消化不良，而出現腹脹、腹瀉等情形。

18

白菜雞肉盅

食材＼大白菜 300 克，熟雞肉（部位皆可）150 克，薑、鹽、胡椒粉各適量。

做法＼大白菜川燙切絲備用，雞肉切絲，一起放入油鍋中煸炒，再加入雞湯、胡椒粉、薑片、鹽等，用大火熬煮一小時，待熟爛入味即成。

功效＼白菜性寒，能促進腸胃蠕動；雞肉性溫，有益氣血、補脾腎之功效。

食用宜忌＼白菜食用過量會造成腹瀉、手腳冰冷，影響人體對礦物質的消化和吸收。

19

鱔魚瘦肉黃瓜湯

食材＼鱔魚 1 條約 300 克，瘦肉 30 克，黃瓜 30 克，雞蛋兩顆，蔥、薑、胡椒粉、鹽各適量。

做法＼瘦肉、黃瓜切絲，鱔魚放入沸水燙熟，撈起切絲，雞蛋做成蛋皮後切絲，以上備用。熱油鍋，放入蔥、薑爆香，倒入雞湯滾沸後，再加入瘦肉絲、鱔魚絲、黃瓜絲、蛋皮絲，待熟爛，加入鹽、胡椒粉即成。

功效＼健胃整腸，清熱解毒。

食用宜忌＼腸胃虛寒者不宜。

20

洋芋炒三蔬

食材\ 馬鈴薯2顆，木耳5朵，番茄2顆，青椒1顆，蔥、油、鹽、醋各適量。

做法\ 馬鈴薯去皮切成絲，泡水備用，木耳泡軟，番茄切塊，青椒切絲，蔥切段，熱油鍋，放入番茄，隨後加入馬鈴薯絲、木耳、青椒，熟透後調味即成。

功效\ 馬鈴薯含豐富維生素C與鉀，被歐洲人稱為「大地的蘋果」，還蘊含蛋白質、醣類、維生素B_1、鈣、鐵、鋅、鎂等營養素。維生素C保持血管彈性，預防脂肪沉積在心血管系統；鉀則可與體內多餘的鈉結合，具有降低血壓、預防腦血管破裂的危險。

食用宜忌\ 馬鈴薯屬高升糖指數（GI）食物，不宜多食，糖尿病患者不宜。

21

紅薯枸杞銀耳羹

食材\ 紅薯1個，乾銀耳7克，枸杞5克。

做法\ 銀耳用溫水泡軟，陶鍋加水，放入銀耳、切塊紅薯，煮熟調味即成。

功效\ 紅薯補虛，健脾開胃；枸杞具有補腎益精，養肝明目；銀耳，補肺益氣，養陰潤燥。有助改善大便秘結、崩漏、高血壓病、血管硬化等症。

食用宜忌\ 紅薯食用過多,易使人腹脹、打嗝，大病初癒、懷孕、濕阻脾胃、氣滯食積者應慎食。發燒、腹瀉者，不宜食用枸杞。外感風寒、出血、糖尿病患者，慎食銀耳。

22

鮑魚蘿蔔粥

食材\ 胡蘿蔔 100 克，鮑魚 50 克，糙米 8 克，石決明 50 克，薑、鹽適量。

做法\ 食材洗淨全放入陶鍋，加適量清水煮沸，再開小火燉煮兩小時，熟透後調味即成。

功效\ 清熱，平肝，安五臟，令人健食。

食用宜忌\ 懷孕期婦女不宜多吃胡蘿蔔，痛風、高尿酸者不宜食用鮑肉，只宜少量喝湯。

23

香芋雞蓉羹

食材\ 雞胸肉 120 克，香芋 180 克，雞蛋 3 顆。

做法\ 香芋搗泥，雞胸肉剁成雞蓉，再與蛋清攪拌均勻，放入陶鍋加水，煮熟即成。

功效\ 雞蓉能溫中補氣，香芋對於治療胃潰瘍和慢性胃炎，都很好效果。

食用宜忌\ 食用未熟透的芋頭，易導致悶氣或胃腸積滯。

24

蘿蔔排骨湯

食材\ 排骨 400 克，蘿蔔 300 克，生薑、鹽、醋各適量。

做法\ 排骨川燙後備用，陶鍋放入薑片、排骨，加水煮沸，再放入蘿蔔塊，用大火燉熟，最後調味即成。

功效\ 蘿蔔性寒，能清熱降逆，健胃補脾，促進腸胃蠕動，還能避免脂肪堆積。

食用宜忌\ 蘿蔔性寒不宜多食。

25

麻油香拌菠菜

食材＼ 菠菜 200 克，蒜蓉適量。
做法＼ 菠菜川燙後切段，拌入香油、蒜蓉、麻油即成。
功效＼ 菠菜滋陰養氣，潤滑腸道。
食用宜忌＼ 草酸易耗損身體微量元素，孕婦及幼童不宜過量。

26

清炒豆芽白菜絲

食材＼ 豆芽 120 克，大白菜 180 克。
做法＼ 大白菜切絲，熱鍋爆炒大白菜和豆芽，最後調入香油即成。
功效＼ 豆芽含高纖維，幫助清除腸道宿便，大白菜能清熱解毒。
食用宜忌＼ 大便溏瀉、寒痢者不宜。

27

冰糖糯米桑葚粥

食材＼ 糯米 120 克，桑葚 40 克，冰糖適量。
做法＼ 桑葚去渣取汁，陶鍋中放入糯米、桑葚汁，煲煮成粥，最後加入冰糖調味即可。（空腹食用最佳，連服一個禮拜）
功效＼ 補肝腎，明耳目，抗衰老。適用於肝腎不足之耳鳴耳聾，視物昏花等衰老症狀。
食用宜忌＼ 過敏、糖尿病、脾胃虛寒，和便溏腹瀉者忌食。未成熟桑椹有毒，不可食。

28

豆腐杏仁釀

食材\ 杏仁 50 克，豆腐 50 克，蜂蜜 10 克，糖適量。

做法\ 杏仁洗淨以熱水浸泡，去皮後磨碎備用。豆腐中間挖去一塊，填入杏仁末，注入蜂蜜，留意餡料多寡，保持豆腐外型。熱鍋後，逐一放入杏仁豆腐塊，煎至微黃時，翻面續煎，取出備用。另取湯鍋加水煮沸，放入煎好豆腐，煮開調味即成。

功效\ 杏仁潤腸養陰，豆腐利水清熱，二者相加有生津潤燥、美容潤膚、清新口氣之效。

食用宜忌\ 陰虛咳嗽、大便溏稀者，則與杏仁、大豆性徵相反，不宜食用本方。

29

糙米粥

食材\ 糙米 80 克，冰糖少許。

做法\ 糙米洗淨，放入陶鍋煲煮，熟爛後調味即成。

功效\ 糙米味甘、性溫，健脾養胃、補中益氣，促進消化吸收。

食用宜忌\ 牛奶不宜與糙米湯同食，會導致維生素 A 大量損失；留意糙米的農藥比例，建議選用有機栽種。

30

黃連葛根湯

食材\ 黃連 7 克，葛根 15 克，馬齒莧 15 克，黃芩 7 克，蛛莧 15 克，奶汁草 15 克，白頭翁 15 克。

做法\ 上述藥材裝入布包，煎水燉煮一小時即成（趁熱服用）。

功效\ 清熱解毒，涼血止血，治熱毒瀉痢、赤白帶下、濕癬、血痢。

食用宜忌\ 脾胃寒虛，腹瀉便溏及孕婦忌食。

31

蓮子薏米粥

食材＼薏米 40 克，蓮子 10 克。

做法＼薏米、連子泡水備用，薏米放入陶鍋煮至半熟，加入蓮子，爛熟調味即可。

功效＼蓮子養心益腎、健脾止瀉；薏米健脾利濕，補肺清熱。

食用宜忌＼寒涼體質、大便乾結難解、腹部脹滿者忌食。

32

冬莧炒鮮貝

食材＼冬莧菜 800 克，干貝 120 克。

做法＼冬莧菜去梗取葉尖，川燙備用。熱鍋下油，放入所有食材，然後加入適量清水，稍收汁後，即可調味食用。

功效＼冬莧菜清熱、解暑、利尿；鮮貝補腎、健胃。

食用宜忌＼過敏者及脾胃　寒者，不宜多吃，孕婦忌服。

33

赤石脂煲薑粥

食材＼赤石脂 30 克，粳米 35 克，乾薑 5 克。

做法＼赤石脂磨碎，和薑一起煮成汁，備用。粳米煮粥，加入藥汁，熟透即成。

功效＼赤石脂澀腸止瀉，收斂止血；乾薑溫中，散寒補虛。

食用宜忌＼赤石脂澀腸止瀉，收斂止血；乾薑溫中，散寒補虛。

34

陳砂雙椒鯽魚湯

食材\ 大鯽魚1條約180克，陳皮、砂仁、胡椒、泡椒、蓽茇各10克，大蒜2顆，食鹽少許。

做法\ 鯽魚洗淨去內臟，把陳皮、砂仁、蓽茇、大蒜、胡椒、泡椒放入魚腹，熱鍋油煎，再加水燉煮約一小時，調味即成。

功效\ 陳皮、砂仁，入脾胃而行氣調中，濕去而脾運，補益脾腎。胡椒、泡椒、蓽茇溫中下氣，消痰解毒。鯽魚和中補虛、溫胃進食之效。

食用宜忌\ 內有實熱，或舌赤少津者，不宜使用。此外，孕婦、胃酸過多、服藥期間不宜吃陳皮；氣虛體燥、陰虛燥咳、吐血及內有實熱者慎服，且不宜多服久服。

35

馬齒莧豬腰粥

食材\ 粳米180克，豬腰1副，馬齒莧200克。

做法\ 豬腰切片，馬齒莧剁成碎末備用，待白米煮成稀粥，放入豬腰片和馬齒莧，煨煮熟透即成。

功效\ 馬齒莧清熱，解暑，利尿；豬腰補腎、益氣。此粥強腎、利尿、消水腫。

食用宜忌\ 血脂偏高、高膽固醇者，忌食。

36

烏梅茶

食材\ 烏梅肉60克，生薑30克，綠茶葉10克。

做法\ 烏梅肉剁碎，生薑切絲，放入泡煮的綠茶中，約三十分鐘即成。

功效\ 烏梅收斂生津，安蛔驅蟲。治嘔吐腹痛，久咳久瀉，虛熱煩渴，痢疾便血，尿血血崩，鉤蟲病等。生薑能發散風寒，溫中止嘔。

食用宜忌\ 外有表邪或內有實熱積滯者，均不宜服。

37

黑木耳水

食材\ 黑木耳 10 克。

做法\ 黑木耳洗淨泡發，加入適量水，待黑木耳熟爛即成。

功效\ 黑木耳性平味甘，具補血、活血、通便之效。

食用宜忌\ 有出血性疾病、腹瀉者，不宜食用；孕婦不宜多吃。

38

黃連水

食材\ 黃連 7 克、冰糖適量。

做法\ 黃連倒入適量開水，調入適量白糖，拌勻後即成。（早晚兩次）。

功效\ 清熱燥濕，瀉火解毒。

食用宜忌\ 胃虛嘔惡、脾虛泄瀉、五更腎瀉者，應慎服。本方大苦大寒，過服、久服都容易傷脾損胃。

39

白蘿蔔汁

食材\ 白蘿蔔。

做法\ 白蘿蔔切塊後榨汁，再調入適量開水即成。（每天兩次，每次約 100 毫升）。

功效\ 補氣、順氣、消谷和中、去邪熱氣。

食用宜忌\ 蘿蔔性偏寒涼而利腸，脾虛泄瀉者宜慎食或少食。胃潰瘍、十二指腸潰瘍、慢性胃炎、單純甲狀腺腫、先兆流產、子宮脫垂等患者忌吃。

40

冰糖綠豆百合粥

食材＼百合 50 克，綠豆 50 克，冰糖適量。

做法＼綠豆浸泡三小時，百合洗淨，把綠豆百合放入水中煮熟，加入適量冰糖即可食用。

功效＼滋陰潤肺、解熱清補。

食用宜忌＼風寒咳嗽、脾胃虛弱、寒濕久滯、大便稀溏者不宜多食。

41

百合甜杏粥

食材＼粳米 100 克，百合 30 克，甜杏仁 20 克，蜂蜜適量。

做法＼粳米洗淨浸泡二十分鐘，百合、甜杏仁洗淨與粳米同煮，熟爛後，可調入適量蜂蜜即成。

功效＼百合滋陰潤肺，杏仁潤腸養陰、解熱清補。

食用宜忌＼風寒咳嗽、脾胃虛弱、寒濕久滯、大便稀溏者不宜多食。

42

冰糖荔枝粥

食材＼粳米 50 克，荔枝乾 10 顆，冰糖適量。

做法＼粳米洗淨浸泡三十分鐘，荔枝去殼後，一起放入鍋中燉煮，爛熟後加入適量冰糖即成。

功效＼溫陽益氣，生津養血，可治口臭。

食用宜忌＼陰虛火旺者忌服。

43

薄荷粥

食材\ 新鮮薄荷葉 25 克，粳米 80 克。

做法\ 薄荷葉洗淨入鍋煮水，滾沸後濾出汁液。粳米浸泡二十分鐘入鍋燉煮，再加入薄荷汁液，爛熟即成。

功效\ 清熱解暑，疏散風熱，清利咽喉。亦可作為炎夏防暑、解熱飲品。

食用宜忌\ 夏季午後涼服，秋冬不宜；不宜多服久食。

44

蜂蜜檸檬茶

食材\ 檸檬 1 顆，蜂蜜適量。

做法\ 檸檬切片，放入溫開水，調入適量蜂蜜即成。

功效\ 蜂蜜性味甘、平，可補中益氣、潤肺止咳、止痛解毒。檸檬生津止渴、和胃降逆、化痰止咳。

食用宜忌\ 過敏體質、五歲以下的幼兒慎用。

45

涼拌麻油雙絲

食材\ 胡蘿蔔、白蘿蔔各 1 個，麻油、糖各適量。

做法\ 胡蘿蔔、白蘿蔔切成絲，調入麻油、糖、醋等拌勻即成。

功效\ 消積化滯，解除熱毒。

食用宜忌\ 氣血不足、常有眩暈者不宜。

46

海帶拌雙耳

食材＼海帶 50 克，黑白木耳各 25 克，麻油適量。
做法＼海帶、木耳切絲，調入麻油拌勻即成。
功效＼海帶性味鹹寒，具消炎、平喘、通行利水、祛脂降壓等功效，有助改善甲狀腺機能低下症。
食用宜忌＼不宜在冰箱中久存放過久。

47

糖醋生黃瓜

食材＼黃瓜 1 條，紅糖 6 克，陳醋 4 克。
做法＼黃瓜去皮切片，調入紅糖與醋涼拌即成。
功效＼清熱，解毒，利尿。
食用宜忌＼脾胃虛弱、腹痛腹瀉、肺寒咳嗽者應少吃。

48

橘心甘草茶

食材＼蓮子心 6 克，橘皮 6 克，甘草 8 克。
做法＼上述食材放入沸水，悶泡三十分鐘，即成（可當日常茶飲）。
功效＼蓮子心可除心經、大腸經的火，對於失眠日久，口乾舌燥、舌赤、小便黃、痔瘡便血者有良效。橘皮理氣燥濕，化痰健脾。甘草益氣補中，清熱解毒，祛痰止咳，緩急止痛。
食用宜忌＼偏寒性體質、大便乾結難解、腹部脹滿之人忌食。服用抗凝血劑、抗血小板劑、利尿劑，忌用甘草。

49

五鮮飲

食材＼ 荸薺 100 克，麥冬 50 克，蓮藕 120 克，鮮蘆葦 80 克，雪梨 2 顆。

做法＼ 上述食材放入榨汁機，榨汁和勻，涼服溫服皆宜。

功效＼ 荸薺清熱，化痰，消積。麥冬養陰生津，潤肺清心。生藕性味甘寒，可清熱生津、涼血止血、散瘀。蘆葦根能清胃熱，利尿，而止嘔逆。雪梨清熱生津，潤燥化痰。

食用宜忌＼ 血虛、泄瀉、脾胃虛寒、胃有痰飲濕濁，以及暴感、風寒、咳嗽者均忌服。

50

荷葉鮮粥

食材＼ 荷葉 2 片，梗米 80 克。

做法＼ 荷葉煎出汁液，陶鍋放入荷葉汁液、適量清水，與梗米煮成稀粥，爛熟後調味即成。

功效＼ 荷葉粥升清、消暑、化熱、散瘀，主治中暑、水腫、瘀血症。

食用宜忌＼ 陰虛者慎用。

51

冰糖綠豆粥

食材＼ 綠豆 30 克，梗米 25 克，冰糖適量。

做法＼ 綠豆泡水備用，一同和梗米放入陶鍋燉煮成粥，熟爛後調味即成。

功效＼ 清熱解毒，降火消暑。

食用宜忌＼ 素體虛寒者不宜多食或久食，脾胃虛寒、泄瀉者，應慎食。

52

山楂黑棗粥

食材\ 山楂 30 克、粳米 25 克，黑棗 8 顆，冰糖適量。

做法\ 粳米洗淨放入陶鍋燉煮，煮沸後再放進山楂、黑棗，熟爛後調味即成。

功效\ 健脾胃，消食積，散淤血。

食用宜忌\ 孕婦慎服。

53

山楂百合粥

食材\ 山楂 20 克、粳米 20 克、百合 15 克、冰糖適量。

做法\ 山楂煎汁留用，陶鍋中放入汁液和水，加入白米、百合燉煮，爛熟後調味即成。（每日分兩至三次食用，七天一個療程）

功效\ 健脾胃、消食積、散淤血，同時可降壓、去脂、瘦身。

食用宜忌\ 孕婦慎服。

54

金桔檸檬茶

食材\ 金桔 80 克、檸檬 2 顆、蜂蜜適量。

做法\ 金桔和檸檬洗淨切片，放入沸水，悶泡三十分鐘，即成（可當日常茶飲）。

功效\ 抗炎、去痰、抗潰瘍、助消食、降血壓等功效，對於支氣管炎有顯著療效。

食用宜忌\ 脾弱氣虛者不宜多食，糖尿病患、口舌碎痛，齒齦腫痛者忌食。

55

銀耳桂圓花生湯

食材\ 桂圓肉 25 克、白木耳 25 克、花生 20 克、黑糖適量。

做法\ 花生先煮熟備用，白木耳泡開，一起放入陶鍋燉煮，熟爛後加入桂圓肉、適量黑糖調味即成。

功效\ 柔膚養血，潤肺止咳，補血安神，健腦益智，補養心脾。

食用宜忌\ 外感風寒、出血症、糖尿病患者慎用銀耳。胃熱有痰有火者，不宜食用桂圓。

56

青蔥鯽魚香嫩蛋

食材\ 鯽魚 1 條約 400 克、雞蛋 4 顆、鹽、蔥末、紅椒適量。

做法\ 雞蛋打散，加入鹽、蔥末、紅椒等調味備用，鯽魚洗淨入鍋煮至半熟，再將蛋液倒入鍋中，覆蓋鯽魚（僅露出頭尾），入蒸鍋蒸熟即成。

功效\ 鯽魚和中補虛、溫胃進食、補中生氣。雞蛋含有人體所需的營養物質，也被稱作「理想的營養庫」。

食用宜忌\ 感冒、發熱期間，不宜多食。

57

百果山藥拌秋葵

食材\ 鮮山藥 80 克，秋葵 10 根、百果 6 粒、薑、白芝麻、醋、醬油適量。

做法\ 秋葵和山藥洗淨切塊，放入熱水川燙至熟，隨後入水冷卻。最後調入醬汁（薑、白芝麻、醋、醬油）即成。

功效\ 山藥益氣養陰，補脾肺腎，固精止帶。秋葵助消化，治胃炎、胃潰瘍，保護肝臟降血糖及增強人體耐力。百果（銀杏）熟食溫肺、益氣、定喘嗽、縮小便、止白濁；生食可降痰、消毒殺蟲。

食用宜忌\ 大便燥結者不宜食用，實邪者忌食山藥。百果（銀杏）種仁的胚和子葉含少量銀杏酸、銀杏酚和銀杏醇等有毒物質，生食或熟食過量會引起中毒，適量即可。

58

香筍蒸甲魚

食材＼甲魚 1 隻約 500 克，冬筍 60 克，香菇 50 克，川貝母 10 克，鹽、薑、蔥適量。

做法＼甲魚洗淨切塊，香菇泡軟切半，冬筍切小塊，和川貝母、薑蔥等一起放入陶鍋燜煮，採文火或清蒸一個半小時，關火調味即成。

功效＼甲魚（鱉）滋陰清熱，補虛養腎，補血補肝，可補癆傷，壯陽氣，大補陰之不足。

食用宜忌＼甲魚滋膩，久食敗胃傷中，導致消化不良，故食慾不振、消化功能減退、孕婦或產後虛寒、慢性腸炎、慢性痢疾、脾胃虛弱腹瀉者忌食；肝炎患者食用會加重肝臟負擔，嚴重時可能誘發肝昏迷，故應少食；另外痰食壅盛者慎食。

59

菊花蜂蜜飲

食材＼菊花 80 克，蜂蜜適量。

做法＼菊花洗淨瀝乾，放入沸水，悶泡三十分鐘，飲用前調入蜂蜜（可當日常茶飲）。

功效＼菊花疏散風熱，平肝明目，清熱解毒。蜂蜜潤肺止咳，補中緩痛，解毒潤燥。

食用宜忌＼具有過敏體質者慎用。

Part 2

腸未清，別想年輕

斷開糾結身體的
老廢毒物

網路調查公布的「五大勞苦職業」：法務、行銷、業務、營建土木，和文字傳媒，通通在榜，你是否也是其中「苦工」一員？

然而不管什麼職業、做什麼事情，只要是作息不正常、生活不規律、飲食不節制，就一定會對腸道造成影響，增加罹患腸躁症、腸潰瘍、消化性潰瘍、幽門螺旋桿菌感染等問題，甚至可能大大提升大腸癌的致病機率！

「你，就是你吃進的食物！」養生首要之務就是——清腸，吃什麼，就會造成什麼樣的結果，中醫講求「藥食同源」，食物也具有醫療之功，藉由食養達到治療根本，改善上班族腸道失衡情況，腸不苦，自然年輕有活力。

01

一吃就想跑廁所？一招緩解腸躁症！

偽國際作息找上門，身體警鐘響不停！

找出病根
偽國際作息
三餐不定時

對症食療
山楂飲
薏仁萆薢粥

「唉唷，腰好痠、眼睛好澀，腸子也跟著躁鬱起來了──」已經八點還未下班的麥克，啃著企畫案無心用餐，明天就要提案的他，還在苦思如何加入哪些元素，腸子已經先焦躁起來了……

二〇一六年八月，一則健康基金會「五大勞苦職業」的網路調查報告出爐，依序入榜的有：法務、行銷、業務、營建土木，和文字傳媒等，這些在榜的行業，有的是埋首文字堆、打轉數字報表、引據判例法條的文職人員，也有在烈日下搶業績的業務、在實體與虛擬之間奔走的行銷、耗費體力活的建築人員，可說幾乎一網打盡、無一倖免，而實際上追求「關鍵績效指標」的工作現場，追求良率、高報酬已成常態，人人都可能在其間面臨大大小小的壓力，以及為達標而做出的種種犧牲……。

◈好腸，對症才是王道

「注意！你是否為其中一名？」報告統計，全台近五成上班族每日加班、工時超過十二小時以上，有八成三深受腹瀉、腹脹之苦，由於勞務延長、用餐不定時、作息顛倒等因素，產生「偽國際作息」，明明沒有出國，身體卻因日夜顛倒、該睡不睡、該吃不吃，嚴重打亂生理時鐘造成巨大時差，致使腸胃失靈、身體百病叢生。

「今天夜衝北投公園囉！」對著群組傳送訊息的阿寶，剛下班就趕著前往抓寶熱點，摸摸作怪的肚子，算了，等等再吃，還是「卡比獸」、「快龍」重要！

現今「奪寶」大流行，大白日可見人人低頭找寶物，追逐戰往往持續到深夜，公園、街頭、馬路還是擠滿一群人，蔚成奇觀，令人感嘆「奪寶時代」的驚人威力，果然收服男女老少，卻忽略了健康也被悄悄收服……，熬夜晚睡加劇，免疫力下降，「紅眼症」激增、腸胃不適者滿街跑，抓到寶物，卻抓不住破壞眼睛、腸道的怪物！

不管是忙碌加班或抓寶的朋友，由於情緒、壓力、暴飲暴食等因素，「大腸激燥症」因之而生，出現腹痛、脹氣或排便型態改變、體重減輕、消化道出血等功能性障礙，就要特留意！

努力工作和尋寶之餘，也要一起增加自己的好「腸」識，找回腸道健康！

中醫養生 健康提醒

「偽國際作息」當道，「腸」保年輕不用藥！

作為腸功能紊亂疾病，根據中醫證型，可能是脾胃虛弱、瘀阻腸絡、肝脾不和和氣滯等，想要對症根治，唯有從日常飲食著手。

中醫食療建立於「醫食同源」的理論基礎：以食代藥、以食療病，唐代醫聖藥王孫思邈《備急千金要方》主張：「夫為醫者，當須先洞曉病源，知其所犯，以食治之，食療不愈，然後命藥。」避免因藥物性質剛烈，使身體受到損害，採用具有同等療效的食物，自然達到養生之功，怯病延年，成了當今保健的最佳選擇。

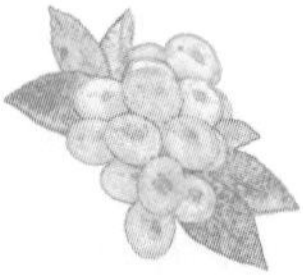
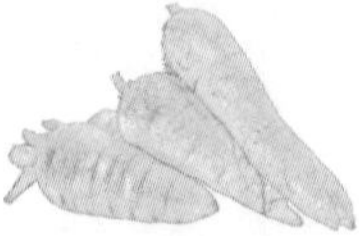
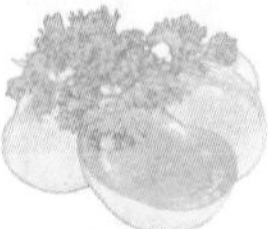

「整腸」營養有方

危害消化道的十大NG食物，請避免或減少食用：

- 甜食：含糖量高，且多是精緻麵粉，是腸道發炎的元凶。
- 飲料：通常為高糖分，且含有防腐劑，致使腸道發炎。
- 油炸物：含有反式脂肪，增加體內自由基，破壞腸道平衡。
- 醃漬物：發酵保存不當易生細菌，破壞腸胃道平衡。
- 煙燻燒烤：含有亞硝胺、致癌物「苯比」，有害健康。
- 刺激性食物：過辣過酸過鹹等，容易導致腸胃道發炎症狀。
- 加工食品：像是火腿、泡麵、罐頭等，長期攝取恐堆積毒素。
- 人造奶油：化學加工油脂，含有反式或飽和脂肪，破壞腸道系統。
- 酒精：飲酒過度會傷腸胃道，可能刺激胃酸分泌，導致消化道出血。
- 菸草：包含二手菸都含有毒化學物質，長期吸食不只危害腸胃道，也傷及其他臟器。

02 終結潰瘍，讓你不再「腸腸」出狀況

找出病根
- 濕濁下注
- 瘀阻腸絡
- 脾胃失和

對症食療
- 蒜香木耳炒綠花椰
- 四神湯

「唉唷，大便竟然有血絲！」

「ㄜ，緊要關頭居然想便便！」

三十歲的奇偉最近老是頻上廁所，而且經常感到便意不盡，不只失禮也令自己尷尬不已，最為吃驚的還是發現便血，誤以為得到痔瘡，還是什麼可怕的疾病，趕緊前往醫院檢查，才知道是潰瘍性大腸炎，大腸黏液表面滿是破皮、流血，醫生警告說，要是持續惡化，恐怕得進行切除手術，更可能演變為大腸癌，不可不慎。

大腸不僅作為消化器官，也是免疫器官，導致潰瘍性大腸炎的發生，基本上正是自體免疫系統出了毛病，也可說是一種過敏反應，伴有腹瀉、血便、腹脹疼痛等症狀。根據中醫臨

床紀錄，患者多為青壯年上班族，長期壓力累積和飲食失調。

◈好腸，對症才是王道

「吃飯配湯也會讓食道發炎？」除此之外，忙碌壓力、吃飯不定、晚睡消夜、嗜酒貪杯、菸癮不斷、濃茶咖啡等，通通都是傷害腸胃的行為。

台灣罹患逆流性食道炎的人口，竟是亞洲之冠！可說每四人，就可能有一人患病，而且可怕的是，六成的人絲毫沒有任何症狀，成為最可怕的隱形殺手。

因此，不管是食道發炎，還是一路至腸道潰瘍，除了適時紓壓、放鬆身心，建立良好的飲食習慣，才能遠離「腸腸出狀況」的窘境。

根據中醫辨證，潰瘍屬「泄瀉」、「腹痛」、「痢疾」等範型，加上脾胃失和，氣血凝滯，濕濁下注，自然出現瘀阻腸絡，腸道發炎等情形。

「有沒有聽錯？腸道也會思考——」

腸道，是人體的第二大腦！別忘了，這個隱藏版的大腦，掌管著我們的情緒反應，根據科學家的研究發現，腸道中擁有相當多的神經細胞，有著緊密相連的「腦腸迴路」，吃進的食物會影響神經細胞的活性與作用，一旦消化道失靈、腸胃作亂，不只臟腑無法吸收到養分，大腦跟著打結，作出錯誤判讀，反應於外的日常作息無形中遭受牽連，因此，也有人說：「你，就是你吃進的食物！」

中醫養生 健康提醒

美國自然醫學權威馬克．海曼醫師（Mark Hyman）曾說，想要修復大腦，最有效的工具就是修復腸道，正與中醫提倡的「養生先清腸」、「腹腦」之說，不謀而合。

因此，除了食物的選擇是重點，能否順暢排便也是關鍵，身體的毒素和廢物，基本上都會透過流汗、尿液和糞便排出體外，正常的新陳代謝可讓體內維持高度免疫能力，避免細菌滋生，造成腸胃道黏膜受損、發炎、糾結、變黑、潰瘍等情況。

平日可多食用高纖維質的蔬果，增加腸道蠕動，幫助排便，而且一天至少要排便一次，若是開始積累兩三日仍未有便意，或是一日超過兩次上或頻率過多，就要當心是否腸道正在抗議了。

「整腸」營養有方

幫助腸道修護的五大食材：

- 水：身體排毒、維繫腸道健康最不可或缺的物質，正是喝足潔淨的水。
- 膳食纖維：五穀雜糧、蔬菜水果，可幫助調節腸道功能，增加好菌。
- 黏液蛋白：南瓜、地瓜、山藥、香菇、秋葵等，富含多醣體，可修護潰瘍。
- 鹼性食物：像是紅豆、綠豆、鳳梨、蘋果、芹菜等，促進腸道新陳代謝。
- 益生菌：有益於保持腸胃道健康環境，遠離發炎、潰瘍情況。

腸道內血管堵塞，營養份無法吸收，
可能造成腸扭轉、腸套疊現象。

03

痛起來要人命，緩解腸絞痛只要這樣做！

找出病根
腸道缺血
腸管痙攣

對症食療
茯苓白朮鯽魚粥

「哇—哇—哇——！孩子啼哭，最痛是娘心！」瑋姍的寶貝才剛滿四個月，最近不分晝夜老是哭鬧，也不是沒吃飽或是尿布濕，一時之間不知如何是好，經醫生檢查才知是腸絞痛。

由於嬰幼兒臟腑嬌嫩，腸道未發育健全，一旦蠕動過快，或誘發過敏反應（乳糖不耐症），就會產生疼痛感，使小兒藉由哭鬧表達不安情緒。

「嘔——」二十歲的碧珍，近期時間乾嘔，伴有腹痛、腹脹，成人的腸絞痛，通常是因為大腸激躁、飲食不潔，或是腸道內血管堵塞，導致營養份無法吸收，而造成扭轉、套疊等現象，嚴重時更會缺血而壞死，引發「腸中風」。

◈好腸，對症才是王道

口臭、腹脹、腹瀉、腹痛、血便、臉色黯沉、無精打采等，可說都是腸道老化的警訊！現代人的種種文明病，可說大多是由飲食而起，而飲食最需要的正是消化系統的幫助，才能將養分進行轉化、吸收，並運行至各個臟腑、各個器官，發揮應有的效用。

當腸道結構發生絞痛、套疊、堵塞現象，無不影響整個系統的作用，小腸上銜胃囊、十二指腸，下接大腸，這個過程中間，一旦發生失誤，運化失常，將加劇痙攣現象。通常發生絞痛的原因，可能起於食物過敏，包括寒涼、刺激性的食材，或是牛奶等。

根據中醫辨證，腸絞痛即屬腹絞痛綜合徵，每當進食時，腸胃道增加血液流量，卻因動脈硬化等原因造成腸道缺血，伴有嘔吐、腹痛、糞便潛血、體重減輕等症狀出現。

中醫養生 健康提醒

快樂養生動一動：

腹部穴道按摩，直接以肚臍為中心，採順時鐘畫圓的方式（左右手皆宜），可搭配使用薄荷或玫瑰精油。

另外亦可依序按壓以下穴位（腿↓背↓腹↓手），有助緩解腹部疼痛、養腸護胃、排毒清腸（每穴停留約兩至三分鐘，整體反覆數次）。

◎腿部：

・豐隆穴：小腿前外側，外踝尖上八寸。

・足三里穴：小腿前外側，膝蓋往下約四指寬度。

◎背部：

・大腸俞穴：腰部第四腰椎棘突下（腰陽關）旁開一點五寸。

・小腸俞穴：稍低於大腸俞穴，同樣於第四腰椎棘突旁開一點五寸。

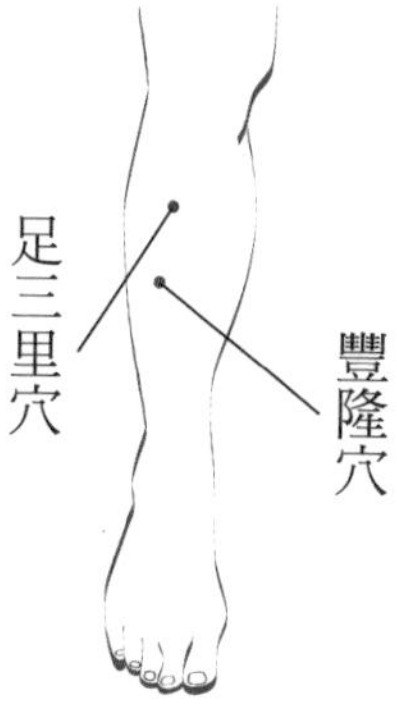

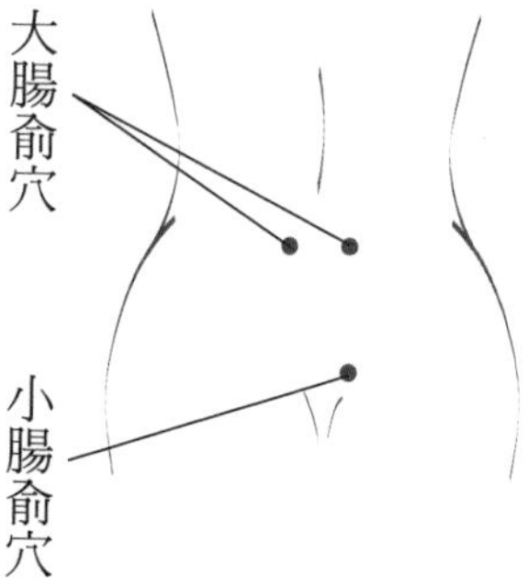

中醫養生 健康提醒

◎腹部：

- 中脘穴：又稱胃脘穴，腹部正中線，肚臍上四寸。
- 水分穴：肚臍正上方一寸。
- 天樞穴：肚臍兩側旁開兩寸。
- 關元穴：肚臍正下方四指幅寬。

◎手部：

- 內關穴：前臂掌側正中線上，腕橫紋中央直上三指幅寬。
- 合谷穴：食指與拇指合攏，虎口處肌肉最高處。
- 支溝：手臂外側，距離手腕三指幅。

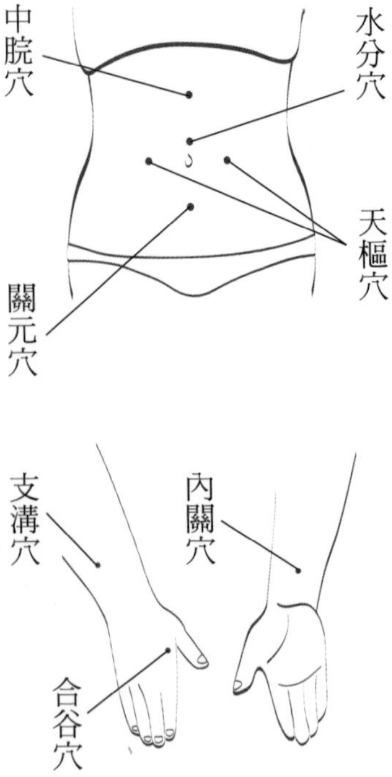

「整腸」營養有方

幫助腸道排毒的六大食材：

- 紅豆：豆類中膳食纖維最高，幫助腸胃蠕動。
- 糙米：富含豐富B群，由於較難消化，可調整份量。
- 番薯：大量膳食纖維，可幫助排便。
- 黑木耳：有助吸附和聚集毒素，隨大便排出體外。
- 香蕉：幫助腸胃蠕動，同時有助緩解腹痛。
- 蘋果：富含果膠、維他命C等，有助止瀉。
- 海帶：鹼性食物，具有大量膠質，可預防結腸癌。
- 芹菜：助消化，可抑制腸內細菌孳生。
- 綠茶：富含綠茶多酚，可抗氧化，飯後兩小時再飲用。

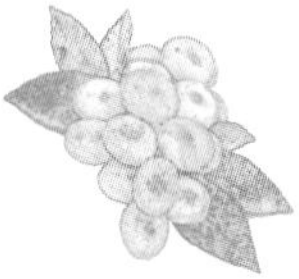

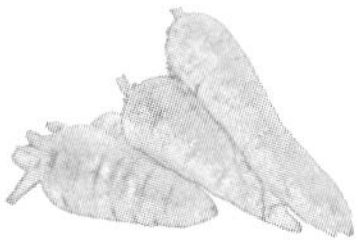

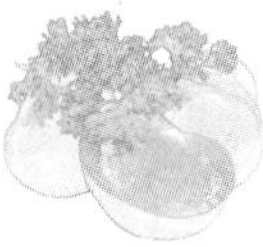

04 腸道通樂？這樣吃，保證腸道不沾黏！

急則治其標，緩則治其本，腸道保健應由食療做起。

找出病根

腹部開刀病史
腸梗阻

對症食療

甘松瘦肉粥
豬肚山藥粥

「天啊，腸子怎麼會像被絞鍊扭轉一樣疼痛！」曾經動過腹部手術的芬妮，近期老是肚子劇疼，經檢查才知腸子沾黏在一塊。

「怎麼辦，肚子好脹啊！簡直就要爆開了——」一向號稱「大食王」的振勇，這幾日只要吃下東西，彷彿無法消化一般，全都堆積在腸道，持續感到噁心想吐，惹得他非常不舒服。

腸道沾黏會使腸子的通道緊黏，因而造成連環阻塞，導致消化失常，伴有脹氣、噯氣、嘔吐、腹瀉、腹痛、體重掉落等症狀，嚴重時還有可能引發敗血症、胃穿孔、腹膜炎、休克等，絕不可因「病」小而輕忽。

◈好腸，對症才是王道

「是的，這幾天我真的生病了！」新聞報導藝人名模李沛旭因腸沾黏而開刀住院，經媒體採訪指出，正是因為他年輕時動過盲腸炎手術，自此腸道沾黏就不斷反覆發生，由於，這次在吃藥、灌腸都無法緩解的情況下，只得進行開刀、放鼻胃管引流，並經過六天六夜的禁食才獲解決，後續還要有長達六個月的休養期。

因此，可以知道，只要腹部有過開刀病史（包含剖腹產的女性）或患有蟹足腫，就得時刻留意腸道健康。

「禁食，是腸沾黏的首要步驟！」因為食物無法通過腸道，若是再不斷送入食物，無法排空，勢將加重堵塞情況，就像交通大打結，引道失誤、車道回堵，造成嚴重塞車，此時再有大量車流不斷湧入，無法預期的災禍可想而知。

當然，我們可以不必走到最後一刻（送醫），才驚覺事態嚴重。「急則治其標，緩則治其本」，開刀只是暫時解決身體壅塞情況，平日要養成細嚼慢嚥的習慣，發現排便困難、輕微腹絞痛，就要開始施行健康飲食計畫：少量多餐，並暫以流質食物（湯粥）取代正餐。

中醫養生 健康提醒

「腸」保健康，和「黃帝內經」學養生！

《黃帝內經》提出十二時辰臟腑經絡，依據不同時辰，對應不同經脈：大腸（五點至七點）和小腸（一點至三點）分據人體重要排毒、消化時段，這些時間內應該應天順時（喝足水份），維持腸道平衡，自然常保身心年輕，充滿活力神采。

- 卯時（上午五點至七點）：大腸經當令，上承肺經、下接胃經，此時氣血注入大腸經，同時屬於迎接一日的起床前後，正如「開天門，開地戶」。大腸主津，因此需要喝上一杯空腹水，幫助腸道甦醒，即能自然排便，調息解毒。最忌飲酒或暴飲暴食。
- 未時（下午一點至三點）：小腸經當令，上承心經，下接膀胱經，主掌大腦運作，此時小腸消化午餐攝入的飲食，轉化營養的最後階段。「小腸主液」，可以多喝水幫助血液暢流（溫開水），也是飲茶的最佳時機。中醫認為：「腸是第二大腦。」若是小腸消化失常，將影響大腦清晰和專注度，降低工作效率。

「整腸」營養有方

上班族養腸的必備營養素：維生素C

維他命C，可以說是最天然的抗氧化劑，除了可增加人體抵抗力，還能夠促進腸道消化能力，減少有毒素物質（糞便）長期積留，腸道得以順暢「排毒」，身體也就相對輕鬆無礙了。

◎相關食物：芭樂、奇異果、鳳梨、芥藍、菠菜、花椰菜等。

無肉不歡？小心，腸息肉長上身！

05

無痛跟著做，一招KO腸息肉！

找出病根
飲食西化
嗜吃紅肉
運動量低

對症食療
魚腥赤豆鮮雞盅
蓮藕排骨粥

「唉唷，好可怕，我不想做大腸鏡檢查啦！」儘管腹痛已近兩週的瑤瑤，聽到家人要她去照大腸鏡，做個徹底檢查，仍不免嚇到兩眼圓睜、跪地求饒，彷彿要她的命一樣，只好點頭答應以後保持運動、多吃青菜少吃肉。

「男人就是要大塊吃肉、大碗喝酒才過癮！」奉行豪邁主義的勇軍，一如他的名字一般勇猛壯碩，只是長期下來，腸道問題已經讓他舉白旗投降，醫師也警告不宜貪杯嗜肉，否則可能會引發管狀腺瘤、管狀絨毛腺瘤、鋸齒狀瘤，導致惡性癌病等致命風險。

噁心、嘔吐、腹痛、腹瀉、便秘、血便、痔瘡等，都是腸息肉可能發生的症狀，然而更隱而未顯的是，通常初期毫無症狀，或是不甚明顯，讓人不小心就輕忽它的可怕！像瑤瑤的例子，應該已經有點嚴重了，除了平日要留意身體狀況，在病痛反應於身體之前，搶先做到「防患未然」，即中醫倡導的預防為先，就能免於皮肉之疼。

◈好腸，對症才是王道

「七成癌變，竟然都來自於腸道長息肉？」

台北市衛生局公布二〇一五年「北市十大死因」，惡性腫瘤（癌症）再度蟬聯第一，其中的大腸癌則續居第二名！可以說，腸道問題已成許多人的隱痛。

經衛福部統計，糞便潛血檢查結果為陽性者，每兩人就有一人有大腸息肉，換算下來，可說每二十二人就有一人為大腸癌，這比例之高，讓人相當吃驚。更可怕的是，七成癌變自息肉而起。而且根據「台灣癌症基金會」的網路調查報告，全台可能已有將近七十一萬名年輕人腸道長息肉！

除了飲食西化、嗜吃紅肉、過度飲酒、少青菜、少運動，肥胖、遺傳和壓力也是造成息肉、腸癌的致病因素；像是藝人、演員、工程師，或需要處於高壓環境中的工作型態，難免廢寢忘食、作息失調，戲劇大師李國修、法醫楊日松、音樂人楊德昌，以及綜藝天王豬哥亮、賀一航等，都深受大腸疾病所苦。

人體的消化道系統，大腸屬於最後的消化、吸收與排出廢物的關口，長度約一點五米，直徑約六厘米，大腸包含：回盲瓣、盲腸、闌尾、結腸（升結腸、橫結腸、降結腸、乙狀結腸）和直腸，若是發現排便習慣改變，或是大便變細、潛血等情況，可能就是大腸出了問題。

如同衛生局持續所呼籲，應及早培養並落實「定期篩檢、正確飲食、規律運動、體重控制、戒菸及戒檳」的健康習慣，才能真正達到整腸養生，讓息肉不再近身！

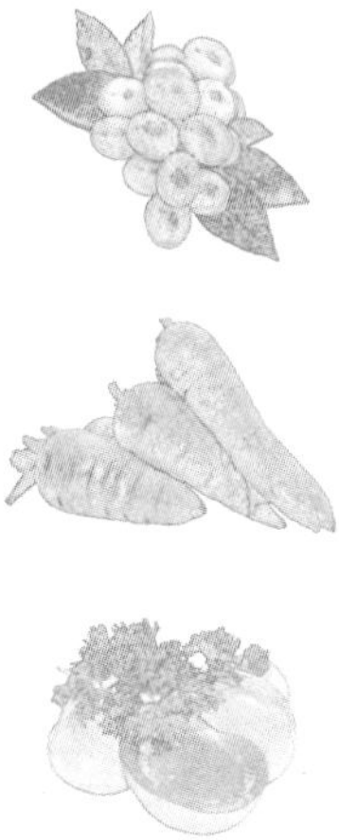

中醫養生 健康提醒

「過午不食」，讓人頤養天年？

中醫理論指出，小腸和心臟互為表裡，若是腸道出毛病，心臟也將跟著遭殃。

根據十二時辰臟腑經絡，由於午時（中午十一點至一點）為心經當令，此時也是人們吃中飯的時間，過了午時進入未時（下午一點至三點），小腸經當令，進入消化食物的關鍵期，因此，要是過了未時還沒吃飯或是正要吃飯，已經擾亂了「順天應時」的常軌，這樣一來，不只會影響腸道吸收，也將不利心臟，而衍生心臟病、三高病變（高血壓、糖尿病、高血脂），以及相關心血關疾病。

因此，「過午不食」的說法，乃是針對規律飲食而提出的養生之說。

「整腸」營養有方

上班族養腸的必備營養素：維生素B群

維生素B群，是一群維生素的總稱，包括：B_1、B_2、B_6、B_{12}、泛酸、菸鹼酸、葉酸和生物素等，具有促進腸胃蠕動，調節新陳代謝，增進免疫功能等。一般說來，粗糙食物（非精製）富含多種B群，像是糙米飯、燕麥（B_1）、全麥穀物、菠菜（B_6）、鮪魚（B_3）、牛奶（B_2、核黃素）、堅果（B_{12}）、優格（泛酸）等。

◎相關食物：魚肉、綠葉蔬菜、白木耳、杏桃、鳳梨、香蕉等。

You are what you eat！吃進什麼，變成什麼。

06

腸子在漏水？防漏只需這樣做！

找出病根

餐不定食
睡眠不足
少菜多肉

對症食療

木耳紅棗粥
蘿蔔薏苡肉片粥

「工作滿滿滿，飲食急急急，睡眠短短短，便便延延延——」可說工作、飲食、睡眠與排便，這四項生活重點環環相扣，只要有一項失常或比重過重，就會影響其他項目，導致身心不堪負荷而拉警報！

腸漏症，正是上述情況而衍生的反應，而且與身體過敏、免疫系統失調、自律神經失常的病症。導致腸漏的原因，其實是腸黏膜出了紕漏，當腸道黏膜受損，無法順利消化食物成為小分子為腸道吸收使用，也自然無法護衛身體細胞，無形使門戶大開，讓大分子的細菌、毒素直接進入血流，造成發炎，當免疫系統持續惡化，將影響全身各部位的過敏反應。

◈好腸，對症才是王道

「天啊，怎麼全身起紅疹？」看遍皮膚科的阿元，醫師只簡單說是過敏反應，開了皮膚藥，怎麼擦還是不見好轉！

其實，原因就出在失序的腸道，當腸道受到細菌感染，破壞了黏膜的完整性，消化、吸收和保衛機制的功能將跟著喪失，因而產生免疫系統相關問題：便秘、腹痛、皮膚起疹、鼻子過敏、疲勞、氣喘、痠疼、憂鬱等，甚至導致其他臟器病變，可說影響範圍相當廣泛。

「台灣癌症基金會」曾針對大腸癌友進行調查，統計比對他們罹癌前的生活作息進行調查，發現都有「驚腸4作息」：餐不定食、睡眠不足、過勞工時、排便不順，似乎可以做為自我好腸檢測的小方式，「吃對時間、吃對食物了嗎？」「睡眠是否安穩？感到疲勞？過敏？」「專注力是否集中？是否長時間處於緊張焦慮？憂鬱？」「是否定時排便、便祕、脹氣？」也是防範腸漏的評估指標。

中醫養生
健康提醒

多吃紅肉，易使腸道生病？

國人飲食習慣的改變，「西化速食」、「多肉少菜」其實才是導致生病的主因。由於紅肉含有「苯丙胺酸」和「肌胺酸」，若經高溫烹調後，將產生「異環胺」致癌物質，除了份量上需要留意之外，烹調方式（油炸和燻烤將增加毒素和自由基，影響腸道菌相）也是關鍵重點。

世界衛生組織（WHO）將紅肉列為2A級「可能致癌物」，正是因為在動物實驗當中，發現了較為充分的證據，推論恐有害人體健康，建議適量為妙。

「整腸」
營養有方

上班族養腸的必備營養素：維生素A

維生素A，屬於油溶性維他命，也是人體必需的營養素，除了保護眼睛、視力的健康，還可以維護各個組織上皮細胞，保護腸道黏液正常作用，有助消化系統運作。

◎相關食物：深色蔬菜、胡蘿蔔、木瓜、芹菜、柑橘等。

07

腸子黑嚕嚕？拒絕黑腸病，立刻要做的事！

小心便秘，會讓腸道越變越黑！

找出病根
長期便祕
用藥過度

對症食療
香菇紅棗瘦肉粥
蘿蔔煎餅

「蝦咪，我的腸道變黑了？」便祕成性的心儀，因腹痛不止只好求助內科，經內視鏡檢測，被護理人員告知腸道呈現紫黑色，狀似恐怖，讓她害怕是不是得了什麼可怕的病！

關於黑腸症，其實是因長期便秘所致，或是過度食用瀉劑、藥物，使黏膜色素沉澱，雖然並非嚴重之症，卻也會對腸道功能造成損害，導致營養吸收不佳，中醫臨床辯證上，通常伴有食慾不振、疲憊、便秘、腹脹、肛門墜脹等症狀出現。

不過，宿便積聚過久，細菌病毒叢生，將嚴重影響腸道健康，可能致使腸沾黏、堵塞，嚴重還會有腸癌風險。

所幸的是，黑腸為可逆之症，只要做好腸道保健，自能還你一條乾淨明朗的健康腸道。

◈好腸，對症才是王道

結、直腸變黑的患者，大多都有長期便祕、腹脹發生，因此若能疏通腸道，使排便順暢，也許就能扭轉黑腸的命運。

根據中醫食療方，首重飲食入手，多蔬果和纖維質，根據配方提出有助整腸健胃的香菇紅棗瘦肉粥，或是做為間食小點心的蘿蔔煎餅，既能提升食慾，還能達到排毒之效，可謂一舉二得。

此外，還可配合適當運動，餐後慢行二十分至半小時，或是施作腸道的「腹式排毒呼吸法」，應證中醫講求的吐納之功法（先吐後納），有助緩解情緒，紓壓又排毒，方式如下：

1. 每日早起和睡前，在通風的室內或庭院，以站立之姿進行呼息（呼氣時腹部凹陷、吸氣時腹部脹起），同時冥想將毒素吐出，吸入清新氣息，約十至二十分鐘。

2. 睡覺前或起床前，以躺臥之姿進行呼息（呼氣時腹部凹陷、吸氣時腹部脹起），同時冥想將毒素吐出，吸入清新氣息，約十至二十分鐘。

3. 平日行走時，也可施作吐納之功，成為融入日常生活之中的呼吸術。

開刀只是暫時解決身體壅塞情況，平日要養成細嚼慢嚥的習慣，發現排便困難、輕微腹絞痛，就要開始施行健康飲食計畫：少量多餐，並暫以流質食物（湯粥）取代正餐。

中醫養生 健康提醒

腸道年輕了，人就不顯老！

腸道也有年齡之分？年輕人一定有年輕腸道？老人的腸道就比較遲緩？答案卻不然，重點在於腸道是否有妥善保養。

腸道所需的活力營養素，其中包括：纖維素、植化素，以及各種維生素等，可以輕易從日常可見的食材攝取，像是蔬菜水果、根莖穀物、豆類等，可幫助代謝有毒物質、增加腸道好菌、提高免疫力，淨化並恢復腸道健康。

而讓腸道生病的毒素，像是醃製、燒烤和生菜（易孳生細菌），就要加以避免。

「整腸」營養有方

上班族養腸的必備營養素：菸鹼酸（B_3）

菸鹼酸，又稱為稱維生素B_3，關於血脂肪異常、精神情緒疾病，都能透過攝取足量的菸鹼酸進而改善，同時有助緩解消化不良、下痢情況，以及維護腸道黏膜健康。

◎相關食物：蘑菇、堅果、青花菜、紅蘿蔔、雞蛋等。

隨時勤洗手，預防腸病毒。

08

腸病毒止步，原來只要這樣做！

找出病根

衛生習慣不佳
食材未妥善保鮮

對症食療

馬齒莧鮮粥

「各位小朋友！因為小銘發燒怕會傳染給其他人，明天要開始停課囉！」「瑋瑋、樺樺坐下，大家不要吵喔！」講台下一片鬧哄哄，孩子們都因為不用上課而開心鼓譟，卻苦了一旁等待簡易的醫護人員，和緊急請假接送的爸爸媽媽們。

腸病毒，實為一群病毒總稱，一般是幼兒常見疾病，然而大人也會罹患此病，只是症狀上較為輕微。

由於台灣屬溫暖潮濕氣候，非常適合腸病毒生存，主要經由腸胃道和呼吸道感染，若是平日衛生習慣不佳，或是飲食吃入含菌食物，就可能出現感冒、發燒、頭痛、喉嚨痛、上吐下瀉、嗜睡、意識不清、手腳無力等症狀。

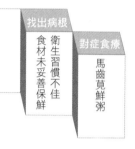

◈好腸，對症才是王道

「嘴巴破皮了，好痛——」時常早出晚歸的芳婷，剛好在腸病毒流行期間感冒了，早上起床竟發現整個嘴巴內部（包括咽喉、牙齦、嘴唇）都破皮，而且還起小水泡，手掌、膝蓋也都有小紅點，剛好是典型的「手口足病」，嚴重時還會併發腦膜炎。

腸病毒，是一種生長於腸道的RNA病毒，人類是唯一宿主及唯一感染源，具有高度的感染性，每年初春和夏季是好發季節，剛好分別是春節和夏季開學日，高峰期間要留意家中幼兒，以及做好自身衛生習慣，出入公共場所記得配戴口罩，並且在飲食上多加調養，增強身體抵抗力和免疫力，即能遠離病毒禍害。

中醫養生 健康提醒

除了勤洗手，多做運動，也能增加腸道抵抗力！

「久坐不動」，是萬病之源！運動，可說是最有效又最無副作用的養生方式，只能多數人會歸咎於工作忙碌、抽不出時間，其實，只需要每日飯後步行十分鐘，或是利用上下班時間，提早一站下車步行上班，或是不搭電梯，改走樓梯，養成隨時運動的好習慣，除了無形中增進體力，提升身體的抵抗力，同時也能促進「排便力」，把毒素排光光！今天起，就適時站起來動一動吧。

「整腸」營養有方

上班族養腸的必備營養素：益生菌

腸道菌決定身體是否健康，益生菌則可以改善腸道菌相的平衡，整腸又健胃，排便順暢，體質變好了，人自然年輕又活力。常見菌種包括：嗜酸乳桿菌、比菲德氏菌、雷特氏B菌、雙歧桿菌、布拉酵母菌等。

酸奶，作為人類最早的益生菌，其實就是現代的優酪乳、發酵乳，經由發酵作用，使得牛奶產生活菌、乳酸菌，達到對於人體有益，幫助腸內好菌增加、壞菌減少，提升消化功能、降低過敏反應。

◎相關食物：穀物、海藻、優酪乳、優格、泡菜、納豆、味噌等。

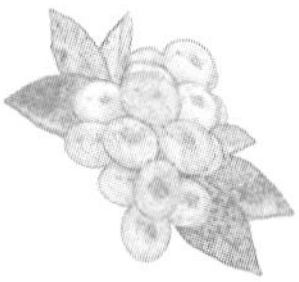

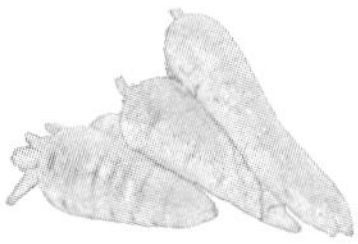

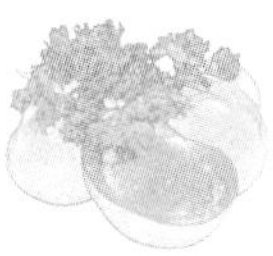

09 八成的人都需要，輕鬆告別直腸炎

三餐老是在外，小心潰瘍性直腸炎！

找出病根

熬夜
外食族
多肉一族

對症食療

芋頭鮮粥
陳皮麻薑粥

「又拉肚子了，這次還見血，真掃興！」人稱「老外」的顧泉，習慣上館子吃飯，而且不愛清粥小菜，偏愛重口味的川菜、麻辣鍋和燒烤店，腸道早就不堪負荷，這次才剛夾了幾片肉，肚子就不爭氣的鳴叫，進廁所後出不，檢查之後，原來是罹患了潰瘍性直腸炎。

此時，由於腸胃尚在不舒服狀態，要先避免食用高纖食物，就中醫食療來說，採以湯粥食膳療方可以調腸養胃，少量多餐，慢慢恢復臟器功能。

三餐老是外食，你也是「青菜（隨便）一族」嗎？小心，亂吃會吃出腸病！

「衛福部國民健康署」公布二〇一三年十大癌症統計，大腸癌已是第八度居冠，而雙北（台北、新北市）衛生局公布二〇一五年市民的「十大死因」，癌症都蟬聯首位，「十大癌症」的結腸、直腸、肛門癌分佔第二和第三，顯見腸病已成了當今的關鍵病症，假使飲食生活等習慣不加以調整和改善，可說人人都會籠罩在可怕的陰影之下。

◈好腸，對症才是王道

「天啊，馬桶上全是血耶！」目前為研究生的筱晴，近半年來排便習慣改變，原先也沒在意，不過老是不分晝夜的下腹疼痛，難道是生理期後遺症？被教授警告不可再拖延，通融可暫且放下論文，經檢查後確診為潰瘍性直腸炎，才驚覺事態嚴重！

根據「國健署」的大腸癌篩檢結果發現，五十至七十四歲受篩檢者，每廿一人就有一人有癌前病變，飲食西化、肥胖、多坐少動等都是關鍵致病機轉，加上目前我國外食族人數高達七百萬、三成的人有過胖危機，無形加劇腸炎、腸癌的罹患比例。

直腸炎導因於飲食、熬夜、遺傳等，可能伴有便祕、便血、痔瘡、嘔吐、肛門灼痛、腹痛腹脹、食慾不振、發熱倦怠、體重減輕等症狀。

儘管工作忙碌無暇自行煮食，在選擇餐點的當下，可以多挑點青菜，白肉多於紅肉，搭配幫助腸道蠕動的地瓜、馬鈴薯等高纖食材，並選用糙米飯、五穀飯，下午茶點則以堅果、水果（芭樂、番茄等）取代蛋糕、甜點，並減少或避免咖啡因、人造脂肪、高脂食物的攝取，選擇對了，自然健康無礙。

開刀只是暫時解決身體壅塞情況，平日要養成細嚼慢嚥的習慣，發現排便困難、輕微腹絞痛，就要開始施行健康飲食計畫：少量多餐，並暫以流質食物（湯粥）取代正餐。

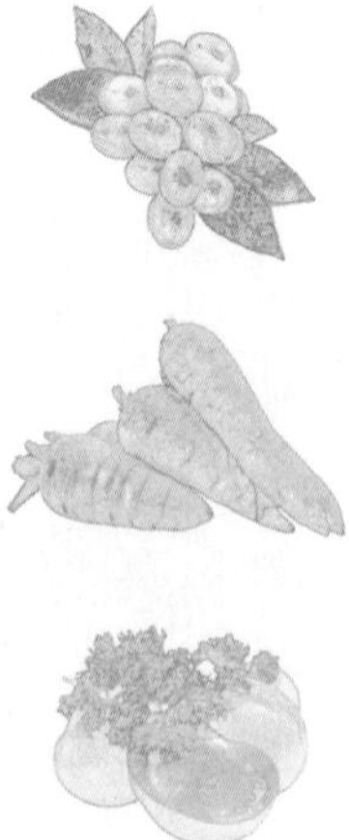

中醫養生 健康提醒

久坐的人，容易得痔瘡？

痔瘡，肛門內側的靜脈叢充血、擴張，又分為內痔與外痔，好發於便祕一族、經常腹瀉、用力久便、久坐久站、肥胖和機能衰退者身上，若是懷孕、壓力過重、飲酒及嗜吃刺激性食物的人，也容易罹患此症。

平日應避免久坐，適切起身走動、久站者也要適量休息，才不會使肛門附近血液無法順利循環，造成靜脈曲張、便秘和痔瘡發生，同時減少攝食刺激食物、多食用高纖食材。

內痔通常無痛感，但伴有直腸出血現象，當痔核跑至肛門外，即「脫肛」；而外痔則表面皮膚可見，且容易因摩擦而感到疼痛，且通常伴有內痔；若是用力解便而造成出血，恐引發撕裂傷，即「肛裂」，嚴重程度還可能導致腸癌。

「整腸」營養有方

上班族養腸的必備營養素：植化素

植化素，是食物天然色素的統稱，包括：蒜素、茄紅素、花青素、β—胡蘿蔔素、葉綠素、葉黃素，都可作為人體最天然的抗氧化劑，增加腸道內的活菌，幫助消化，提升免疫力。

◎相關食物：五顏六色的蔬果，例如番茄、青椒、胡蘿蔔、葡萄、菠菜、大蒜等。

腹痛不是病，痛起來小心奪人命！

10

小心，闌尾在發炎！中醫粥療拯救千萬人

找出病根
細菌感染
長期便秘

對症食療
桃花冰糖粥
黃耆紅棗鱸魚湯

「我的媽呀，肚子好疼啊！」持續腹痛一小時的敏敏，受不了陣陣翻攪的肚腹，不斷用力捶打自己的肚子，家人緊急送醫才發現闌尾炎，醫師還警告說，若再晚一步，可能會造成患者敗血症。

「醫生，救救我，我再也受不了了——」飽受便祕之苦的鍾棋，是個十足的彪型大漢，沒想到卻因為隱疾發作，讓自己捧著肚子甩著頭往醫院跑。

闌尾炎，又稱盲腸炎，屬於急性的消化道疾病，若是持續阻塞，恐怕引致壞疽、穿孔、腹膜炎、門靜脈炎，以及休克死亡風險。

闌尾，位於大腸的起始段，食物

殘渣、糞便通過之處，因此部位首當其衝，使它更容易造成發炎。由於便祕、腹痛是大致上的症狀，因此很多人常常忽略，才讓慢性腸炎轉為急性病症。

◈好腸，對症才是王道

「寶貝一直亂踢，好痛啊，是不是要生了？」已經懷孕六個多月的柔瑄，因腹痛不止，以為胎兒有異而緊急送醫，才發現是長期忽略而造成的急性闌尾炎！所幸最後治療後，媽媽和胎兒均平安無恙。

闌尾位於腹腔的右下部，因此該部位時常感到疼痛，就要小心可能有發炎現象，常伴噁心、腹痛、發燒、嘔吐、食慾低落、倦乏等生理情狀，時常被人誤判為其他病因或是輕忽而縱，導致後續更為嚴重的可能性極高。

此外，若曾經因闌尾炎而開刀的患者，可能要留意術後養護，小心因此併發腸沾黏的症狀，造成健康疑慮。

針對腸胃虛弱，中醫食療首推湯粥，《食鑒本草》記載：「粳米，皆能補脾，益五臟，壯氣力，止泄痢，惟粳米之功為第一。」以粳米為主，輔以其他食材、中藥材，即能維持腸道津液的代謝平衡，達臻護腸養胃之功。

中醫養生
健康提醒

膳食纖維保護腸道、幫助排毒代謝

其實，腸道病症很多都是以便祕為初步症狀，也可以說，便秘是腸道疾病的頭號警示，只要出現排便頻率改變（少便、多便）、時間拉長（久便）、持續感到便意、血便，或是腹痛等情況，就要特別留心。

為了防止便秘的發生，只要做好腸道通暢，平日多攝食膳食纖維高的食物，可溶性纖維，可溶於水，能調節腸道炎症，不可溶性纖維，不溶於水，能提高腸道水份、促進排便。

舉凡全穀物、堅果、豆類、地瓜、各色蔬菜水果等，同時要引用足夠水份，水不足：糞便乾燥堅硬；水過多：拉稀，糊狀；此外應飲用溫開水，冰水反而刺激並傷害腸胃。提升腸道好菌，自然能讓解便順暢，毒素清除了，自然輕鬆又健康。

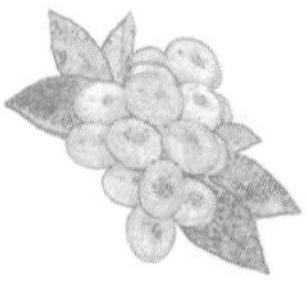

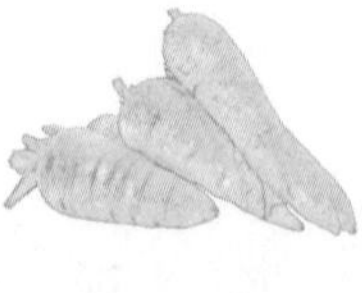

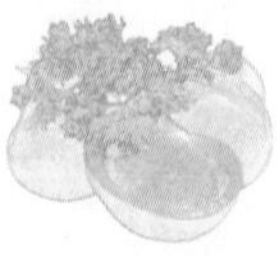

「整腸」營養有方

上班族養腸簡易日常作法：粥療

簡單方便的粥，有能治療腸胃發炎？你沒看錯，像是桃花粥、綠豆薏米粥、韭陽鹹粥、紅糖蓮子粥等，都可以達到解燥去熱，清腸治熱的功效。「粥能益人」，以下提供一道日常養腸好粥的簡易作法：

◎好粥療方：綠豆薏米粥（綠豆二十五克、薏仁二十克、梗米五十克、糖適量）

◎做法：綠豆、薏仁洗淨後浸泡二十分，粳米洗淨和綠豆、薏仁一起放入陶鍋，加適量水熬煮，熟爛後調味即成。

◎中醫療效說明：綠豆甘寒，清熱解毒，以消癰腫，《開寶本草》指出：「煮食，消腫下氣，清熱解毒」。薏仁微寒，利水滲濕，清熱排膿，《本草綱目》記載：「薏苡仁，陽明藥也，能健脾益胃。」

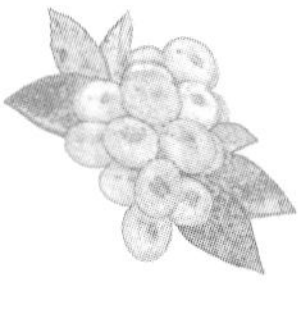

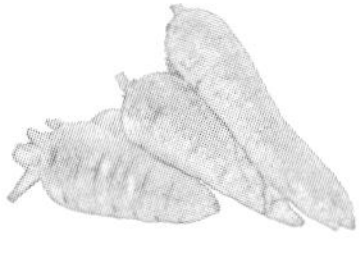

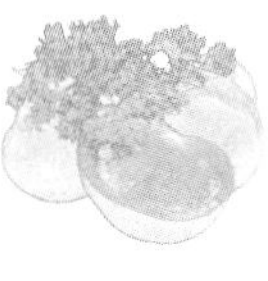

清腸回復法，美麗抗老這樣吃！

想要健康好腸，食療湯膳正是長養臟腑的最佳方案。

「衛福部國民健康署」公布二〇一三年十大癌症，大腸癌已是第八度奪冠，衛生局公布二〇一五年「北市十大死因」，惡性腫瘤（癌症）再度蟬聯第一！可以說，腸道問題已成許多人不可輕忽的隱痛。

根據中醫辨證，潰瘍屬「泄瀉」、「腹痛」、「痢疾」等範型，加上脾胃失和，氣血凝滯，濕濁下注，自然出現瘀阻腸絡，腸道發炎等情形。

中醫提倡「養生先清腸」，你，就是你吃進的食物，想要健康好腸，食療湯膳正是長養臟腑的最佳方案，有別於藥物的剛烈，一切的保養可以從腸胃做起。

上班族避免腸道生病，以下「粥療」食膳等，正是護腸保胃的關鍵！

60

山楂飲

食材\ 乾燥山楂 30 克，蜂蜜適量。

做法\ 山楂置入鍋中，注入清水適量，煮半小時，加入蜂蜜或蔗糖適量，即可飲用。

功效\ 消食化積，行氣散瘀。山楂、蘋果、龍眼等，有助促進腸胃分泌多種消化液，增加消化吸收功能，還可避免胃腹脹痛、打嗝返酸、噯氣、便秘之症。

食用宜忌\ 孕婦、兒童、脾胃虛弱者，不宜多食。

60

61

薏仁萆薢粥

食材\ 薏仁 25 克，萆薢 7 克，梗米 80 克，糖適量。

做法\ 萆薢洗淨後煎煮，去渣取汁備用，粳米放入陶鍋，鍋中加入適量水和中藥汁液燉煮，熟爛後調味即成。

功效\ 利水滲濕，健脾除痹，清熱排膿。

食用宜忌\ 孕婦、體質虛寒者不宜食用。

62

蒜香木耳炒綠花椰

食材\ 花椰菜 450 克、黑木耳 80 克、紅蘿蔔 30 克、蒜片 5 瓣、鹽適量。

做法\ 黑木耳洗淨泡水後切絲備用，花椰菜洗淨依梗分切小塊，紅蘿蔔刨皮後切成細條絲，起油熱鍋，先用蒜頭爆香，再放入材料一起拌炒，熟透後調味即成。

功效\ 花椰菜被推崇為超級保健食物，富含的維生素 K、U，有效防止胃潰腸和十二指腸潰瘍，亦能預防癌症，還有助預防視網膜黃斑退化、心臟病發作、中風、和糖尿病併發症。黑木耳涼血止血，潤肺益胃，益氣補血。紅蘿蔔可消積滯，化痰熱，解毒。

食用宜忌\ 脾虛泄瀉者應慎食或少食紅蘿蔔。出血性疾病、手術前後、拔牙前後，孕婦及女性月經期間，應避免或少食黑木耳。

63

四神湯

食材\ 蓮子 20 克，山藥 15 克，茯苓 15 克，芡實 15 克，薏仁 20 克，排骨 300 克，鹽、米酒各適量。

做法\ 蓮子、山藥、茯苓、薏仁洗淨並浸泡 15 分備用，排骨洗淨川燙，和所有材料一同放入陶鍋，加適量水燉煮，熟爛後調味即成。

功效\ 利濕，整腸止瀉，健脾固胃。

食用宜忌\ 不能與其它藥物同時服用，飲食宜清淡為主，忌菸酒、辛辣、大葷。

64

茯苓白朮鯽魚粥

食材 茯苓 20 克、白朮 10 克，鯽魚 50 克，粳米 30 克。

做法 茯苓、白朮洗淨後煎煮，去渣取汁備用，鯽魚洗淨去除內臟，與粳米一同放入陶鍋燉煮，鍋中加入水和中藥汁液，熟爛後調味即成。

功效 健脾除濕，主治脾胃虛弱、胃痛嘔吐、水腫之症。

食用宜忌 內有實熱或舌赤少津者，慎用。

65

甘松瘦肉粥

食材 甘松 6 克，粳米 30 克，瘦肉 20 克。

做法 甘松洗淨後煎煮，去渣取汁備用，瘦肉切絲與粳米一同放入陶鍋燉煮，鍋中加入水和中藥汁液，熟爛後調味即成。

功效 理氣止痛，醒脾健胃；主脘腹脹痛，不思飲食等症。

食用宜忌 氣虛血熱者忌服。

66

豬肚山藥粥

食材 山藥 50 克，粳米 60 克，豬肚 40 克，蔥鹽各適量。

做法 山藥洗淨切小塊備用，豬肚、梗米洗淨後和山藥塊一同放入陶鍋，加入適量水熬煮，熟爛後調味即成。

功效 暖腸健胃，補中益氣。

食用宜忌 高血脂患者忌食豬肚；男性患前列腺癌、女性患乳腺癌不宜吃山藥。糖尿病、便秘者少食。

67

芋頭鮮粥

食材\ 芋頭 60 克，粳米 50 克，糖或鹽適量。

做法\ 芋頭削皮洗淨，切成小塊狀，與粳米一同放入陶鍋，加適量水燉煮，熟爛後調味即成（可依個人作成鹹或甜口味。）

功效\ 益胃寬腸，通便解毒，能消腫止痛，益胃健脾，散結化痰。

食用宜忌\ 過敏性體質（蕁麻疹、濕疹、哮喘、過敏性鼻炎）、小兒食滯、胃納欠佳、以及糖尿病患者應少食，同時食滯胃痛、腸胃濕熱者忌食。

68

陳皮麻薑粥

食材\ 陳皮 10 克，苧麻 25 克，高良薑 8 克，粳米 80 克，鹽適量。

做法\ 陳皮、苧麻根和高良薑洗淨，搗成末後煎煮，去渣取汁備用，粳米洗淨放入陶鍋，加入水和中藥汁液一同熬煮，熟爛後調味即成。

功效\ 陳皮健脾理氣，化痰止咳；苧麻根清熱止血，解毒散瘀；高良薑散寒止痛，溫中止嘔，有助潤腸通便。

食用宜忌\ 陰虛體質、氣虛體燥、內有實熱者，不宜多食。

69

魚腥赤豆鮮雞盅

食材 老母雞 1 隻（約 450 克），魚腥草 35 克，赤小豆 50 克，鹽適量。

做法 老母雞掏空內臟、洗淨後，將洗淨的魚腥草和赤小豆放入雞的肚腹，一起送入陶鍋，加適量水熬燉，熟爛後調味即成。

功效 魚腥草清熱解毒，排膿消癰。赤小豆治水腫，瀉痢，便血，癰腫。老母雞溫中益氣，補虛勞，健脾益胃。

食用宜忌 魚腥草含馬兜鈴內醯胺，會對腎臟造成不可逆損傷和導致上尿路上皮癌，故不能長期食用。過敏、虛寒體質者不宜服用。感冒發熱、火熱偏旺、痰濕偏重、肥胖熱毒、血脂偏高者，忌食雞肉雞湯。

70

排骨粥

食材 蓮藕 60 克，粳米 50 克，排骨 50 克，鹽適量。

做法 排骨洗淨川燙備用，芋頭洗淨切塊，與排骨、粳米一同放入陶鍋，加適量水燉煮，熟爛後調味即成。

功效 和胃護腸。

食用宜忌 肥胖、血脂較高者不宜多食；感冒發熱期間、急性腸道炎感染者、濕熱痰滯內蘊者，也不適合食用排骨。

71

木耳紅棗粥

食材＼木耳 30 克，紅棗 20 克，梗米 50 克，鹽適量。

做法＼木耳、紅棗洗淨，與粳米一同放入陶鍋，加適量水燉煮，熟爛後調味即成（可依個人作成鹹或甜口味。

功效＼益腸生津，補脾和胃。

食用宜忌＼木耳需煮熟，特別是孩子老人，吸收作用不好，一次不宜食用過多。有出血、感冒、發燒者及腹脹氣滯患者，不宜食用紅棗。

72

蘿蔔薏苡肉片粥

食材＼薏苡仁 20 克，胡蘿蔔 30 克，梗米 30 克，瘦肉 15 克，鹽適量。

做法＼胡蘿蔔洗淨切小塊備用，與薏苡仁、粳米、切絲瘦肉一同放入陶鍋，加適量水燉煮，熟爛後調味即成。

功效＼健脾益腸，護胃。

食用宜忌＼弱體質者、脾胃虛寒、胃及十二指腸潰瘍、慢性胃炎、流產及孕婦，不宜多食。

73

香菇紅棗瘦肉粥

食材＼香菇 10 克，紅棗 20 克，梗米 50 克，瘦肉 15 克，鹽適量。

做法＼香菇、紅棗洗淨，與粳米、切絲瘦肉一同放入陶鍋，加適量水燉煮，熟爛後調味即成。

功效＼健脾護腸，益胃。

食用宜忌＼脾胃寒濕氣滯或皮膚搔癢病患者，忌食香菇。痰濁偏盛、腹部脹滿、舌苔厚膩、肥胖者，忌多食紅棗。

74

蘿蔔煎餅

食材\ 白蘿蔔 200 克，蔥白 20 克，瘦肉 80 克，麵粉 200 克，生薑、鹽各適量。

做法\ 白蘿蔔洗淨切絲，先下油鍋爆炒後盛盤備用；蘿蔔絲、豬肉、生薑一起剁碎，加入適量鹽調味，做成餡料備用；麵粉加水調和成麵糰，再分別捏成適量大小，將剛剛做好的餡料放入中間，再壓成薄餅狀。取平底鍋煎成兩面微黃即成。

功效\ 健胃整腸，消食。

食用宜忌\ 弱體質者、脾胃虛寒、胃及十二指腸潰瘍、慢性胃炎、甲狀腺腫、流產及孕婦，不宜多食。

75

馬齒莧鮮粥

食材\ 馬齒莧 65 克，粳米 80 克，鹽適量。

做法\ 馬齒莧洗淨切小段備用，粳米洗淨放入陶鍋，加適量水熬煮，煮沸時加入馬齒莧，待熟爛調味即成。

功效\ 清熱止痢，具抑菌作用（大腸桿菌、傷寒等）。

食用宜忌\ 脾胃虛寒、腸滑腹瀉者、便溏及孕婦禁服。

76

黃耆紅棗鱸魚湯

食材\ 鱸魚 1 條（約 300 克）、黃耆 35 克，枸杞 8 克，紅棗 10 克，鹽適量。

做法\ 材料全數洗淨後，一起放入陶鍋，加適量水熬煮，煮沸時加入馬齒莧，待熟爛調味即成。

功效\ 黃耆補氣升陽，固表止汗，利水退腫。紅棗補中益氣，養血安神。鱸魚健脾補氣，益腎安胎。

食用宜忌\ 痰濁偏盛、腹部脹滿、舌苔厚膩、肥胖者忌多食。患有皮膚病瘡腫者，忌食鱸魚。

77

鮮栗粥

食材\ 新鮮栗子 40 克，粳米 80 克，鹽適量。

做法\ 栗子去殼洗淨後研磨成粉，粳米洗淨放入陶鍋加水熬煮，煮沸後加入栗子粉，攪拌調味即成。

功效\ 顧腸養胃，健脾活血。

食用宜忌\ 栗子難以消化，一次切忌食之過多，否則會引起胃脘飽脹，糖尿病人忌食；嬰幼兒、脾胃虛弱、消化不良、風濕病者，不宜多食。

78

黑芝麻粥

食材\ 黑芝麻 35 克，粳米 80 克，鹽適量。

做法\ 芝麻洗淨瀝乾，用小火炒熟後研碎備用，粳米洗淨和芝麻粒一起放入陶鍋，加適量水燉煮，熟爛後調味即成。

功效\ 潤燥滑腸，滋肝養腎。

食用宜忌\ 患有慢性腸炎、便溏腹瀉者，忌食。

79

紅棗杏仁粥

食材\ 紅棗 10 克，杏仁 15 克，桑白皮 15 克，牛奶 50 毫升，粳米 80 克，鹽、薑適量。

做法\ 杏仁洗淨去皮搗成泥狀，調入牛奶，取汁液備用；紅棗去籽、桑白皮和粳米洗淨，一起放入陶鍋，加適量水和牛奶杏仁液燉煮，熟爛後調味即成。

功效\ 潤腸通便，瀉肺泄熱。

食用宜忌\ 腹部脹滿、舌苔厚膩、肥胖者忌多食紅棗。嬰兒慎服，陰虛咳嗽及泄痢便溏者，禁服杏仁。

80

黃豆粳米甜粥

食材 新鮮黃豆 60 克（或豆漿 200 毫升），粳米 60 克，糖適量。

做法 黃豆洗淨放入研磨機製成豆漿，去渣留汁備用，粳米洗淨加適量水放入陶鍋熬煮，煮沸後加入豆漿，熟爛後調味即成。

功效 黃豆益氣養血，健脾寬中，下氣利腸通腸，潤燥化痰。

食用宜忌 慢性消化道疾病者，應盡量少食；嚴重肝病、腎病、痛風、消化性潰瘍、低碘者應禁食；患瘡痘期間，不宜吃黃豆及其製品。

81

牛蒡水石粥

食材 牛蒡根 18 克，寒水石 20 克，粳米 80 克，鹽適量。

做法 牛蒡根、寒水石洗淨後，煎煮去渣留汁備用，粳米洗淨放入陶鍋，加水和中藥汁液一同熬煮，熟爛後調味即成。

功效 牛蒡根祛風熱，消腫毒。寒水石清熱瀉火。

食用宜忌 脾胃虛弱者，不宜。食用前，須經過蒸煮，以減弱其寒涼降泄之性。

82

寒食鮮杏粥

食材 杏仁 8 克，旋覆花 6 克，款冬花 6 克，粳米 60 克，鹽適量。

做法 杏仁、旋覆花（採布包入煎）、款冬花洗淨後，煎煮去渣留汁備用，粳米洗淨放入陶鍋，加水和中藥汁液一同熬煮，熟爛後調味即成。

功效 潤腸通便，止喘止嘔，解痰。

食用宜忌 嬰兒慎服，陰虛咳嗽及泄痢便溏者，禁服杏仁。旋覆花陰虛勞嗽，津傷燥咳者忌用，又因該品具有絨毛，易刺激咽喉作癢而致嗆咳嘔吐，故須以布包入煎。肺氣焦滿、陰虛勞嗽者，禁用款冬花。

83

石斛甜粥

食材\ 石斛 30 克，梗米 60 克，糖適量。

做法\ 石斛洗淨後，煎煮去渣留汁備用，粳米洗淨放入陶鍋，加水和中藥汁液一同熬煮，熟爛後調味即成。

功效\ 養胃護腸，滋陰清熱。

食用宜忌\ 一般人均可服用。除熱病早期陰未傷、溫濕病未化燥、脾胃虛寒者，不宜服用石斛。

84

錢草甜米湯

食材\ 金錢草 50 克，梗米 50 克，糖適量。

做法\ 金錢草煎煮去渣留汁備用，粳米洗淨放入陶鍋，加水和中藥汁液一同熬煮，熟爛後調味即成。

功效\ 消腫，助排石，解燥利濕。

食用宜忌\ 長期服用會損傷正氣，虛寒體質患者，應謹慎食用。

85

雞蛋仁子粥

食材\ 胡桃仁 80 克，甜杏仁 80 克，白果仁 80 克，花生仁 80 克，雞蛋 1 顆，糖適量。

做法\ 胡桃仁、甜杏仁、白果仁、花生仁洗淨搗碎，加適量水放入陶鍋熬煮，滾沸後打入雞蛋，調味即成。

功效\ 潤腸通便，養陰解燥。

食用宜忌\ 陰虛火旺、脾虛、有稀便、腹瀉症狀者，忌用。

86

桃花冰糖粥

食材\ 桃花 5 克，粳米 50 克，冰糖適量。

做法\ 桃花洗淨後浸泡 20 分，和粳米一起放入陶鍋，加適量水熬煮，熟爛後調味即成。

功效\ 清腸治熱，活血化瘀。

食用宜忌\ 孕婦忌服。

87

紅糖蓮子粥

食材\ 蓮子 30 克，粳米 50 克，紅糖適量。

做法\ 蓮子去心洗淨後浸泡 20 分，粳米洗淨和蓮子一起放入陶鍋，加適量水熬煮，熟爛後調味即成。

功效\ 健脾通便，養胃止痛。紅糖入脾、胃、肝經，有助調經暖腸、化痰生津。

食用宜忌\ 大便乾結難解，或腹部脹滿者忌食。糖尿病患者忌食紅糖。

88

韭陽鹹粥

食材\ 韭菜 50 克，粳米 80 克，鹽適量。

做法\ 韭菜洗淨切段備用，粳米洗淨和韭菜段放入陶鍋，加適量水一同熬煮，熟爛後調味即成。

功效\ 潤腸通便，溫腎補中。

食用宜忌\ 陰虛內熱、瘡瘍、目疾患者，均忌食。

89

鮮羊蘿蔔盅

食材＼胡蘿蔔 300 克，羊肉 300 克，蔥白 10 克，花椒 5 克，八角 5 克，黃酒、薑、鹽各適量。

做法＼紅蘿蔔削皮切片備用，羊肉去筋洗淨入熱水川燙，起鍋切小塊備用，起熱鍋放入蔥白、薑片、花椒、八角爆香，再放入羊肉塊，待羊肉變色後，加入適量水，送入紅蘿蔔片一起燉煮，熟爛後調味即成。

功效＼緩急止痛，溫脾養胃。

食用宜忌＼暑熱天或發熱病人慎食；水腫、骨蒸、瘧疾、外感、牙痛及一切熱性病症者禁食。紅酒和羊肉不宜一起食用。

90

山藥羊肉盅

食材＼山藥 60 克，蔥白 20 克，羊肉 300 克，黃酒、薑、鹽各適量。

做法＼羊肉去筋洗淨入熱水川燙，起鍋切片備用，山藥洗淨切塊，一起將材料放入陶鍋加水燉煮，熟爛後調味即成。

功效＼益腸護胃，健脾溫陽。

食用宜忌＼暑熱天或發熱病人慎食；水腫、骨蒸、瘧疾、外感、牙痛及一切熱性病症者禁食。紅酒和羊肉不宜一起食用。大便燥結者，不宜食用山藥。

Part 3
胃炎，萬病之源

13億華人捍「胃」健康十大守則！

中醫理論：「脾胃為後天之本；脾胃不足，百病之始，有餘不足。」

當脾胃運化失常，於外自然無法榮潤髮膚，於內將導致臟腑氣血阻滯，正如所闡述：「飲食入胃，陽氣上行，津液與氣，入於心，貫於肺，充實皮毛，散於百脈。」

補土學派李東垣《脾胃論》進一步揭示「百病皆由脾胃衰而生」，根據五行木（肝）剋土（脾）之說，同屬消化系統的肝膽腸胃，可說互為表裡，應作整體調養，不得相失。

《黃帝內經・素問・四氣調神論》闡述：「聖人不治已病，治未病，不治已亂，治未亂」，正如中醫一向強調「預防為先」，想要真正做到改善病兆，最好在未病/未亂之前掌握先機，若能採取中醫食療，從根本上養脾胃、護腸道、補中益氣，保全後天之本，就能成就長壽養生之道。

飲酒無度、愛吃消夜，小心十二指腸病變！

01 STOP！跟著做，十二指腸潰瘍止步

找出病根

飲酒無度
操勞壓力

對症食療

菜心燴猴頭菇
白芨龜肉豬肚煲
木瓜銀耳湯

「走！下班去喝一杯——」開完會議，已經是七點半了，小陳向大伙吆喝著，等等就去居酒屋大喝個痛快，大家起聲應和，好像非得舉杯才能消解剛剛差點吵起來的局面。

很多人還未吃飯，就急著灌下酒精，殊不知這樣做，是最為傷害胃的行為，結果就是飯菜還沒上來，酒瓶已經開滿一手，緊接著就是胃謅謅、胃酸上逆，再也吃不下飯了，如此往復，導致惡性循環，最後就等十二指腸潰瘍來報到！

再次乾杯，乾掉的，卻是自己的健康！

◈好胃，對症才是王道

若是患有十二指腸潰瘍，可能伴有腹痛、食慾不振、消瘦、倦乏無力等情形，嚴重還會導致幽門阻塞、胃道大量出血、急性胃穿孔，甚至是癌變。

而且曾經有潰瘍病史的朋友，治療正常後更要預防復發的可能，避免壓力過大、飲食無度，以及沾染菸酒，或服用相關抗炎抗菌類藥物。

「小心！體重過重，胃肝癌風險增八成！」腰間一圈肥油，中廣一族，沒想到也會成為潰瘍的高比率患者。

根據世界衛生組織（WHO）的「國際癌症研究中心」科學家研究證實，相較於正常體重的人，得到十三種癌症的比例也會增高，舉凡BMI值（身體質量指數）超逾三十者，罹患肝癌、胃癌風險提高百分之八十；其他還有得到腦膜瘤、胰臟癌、膽囊癌等病症，都跟著多出百分之十至五十。

※身體質量指數（Body Mass Index, BMI）可衡量肥胖程度。
計算公式：體重（公斤）除以身高（公尺）的平方。

中醫養生
健康提醒

日常健胃元氣茶飲：

平日飲茶，除了可以怡情，還能夠養胃，像是藉由食材（金銀花、枸杞、紅花、檀香等）導入熱茶，即能輕鬆解熱消暑氣，亦可養胃開脾。

◎金銀花枸杞飲：取金銀花、枸杞各六克，沖入適量沸水悶泡數分鐘即成。

◎檀香紅花茶：取紅花、檀香各六克，沖入適量沸水悶泡數分鐘，酌加紅糖調味即成。

「健胃」
營養有方

上班族養胃營養素：維生素A

維生素A，又稱抗乾眼病維生素，是人類必須營養素之一。有助保護眼睛，維護視網膜內感光色素的功能，也能調節骨髓細胞，保護傷口，促進黏膜癒合，因此有助腸胃道健康的維持。

平日可多食柑橘、櫻桃、枸杞、檸檬、花椰菜、胡蘿蔔、番石榴等食物。

胃痛、頭疼、耳鳴、眼睛酸澀，身體亞健康徵兆！

02

過勞族注意，保「胃」大作戰！

找出病根
體質虧虛
作息混亂

對症食療
菊花茶
甘草茶
金銀花茶

對症食療
陳皮薑茶
玫瑰花茶

「唉唷，站得累死我了！」光鮮亮麗的百貨公司櫃姊，微笑、站了一整天，脫下華服、卸下濃厚彩妝之後，私底下其實是病態頹廢，癱軟在床，而且有時候連飯都懶得吃，自然不用減肥，就能達到身體不健康的消瘦狀態！

茱麗是名空姐，長期飛國際線，導致時差總是錯亂，到了該吃飯、該睡覺的時間，卻往往食不下嚥、無法成眠，你問怎麼辦？空姐是人人稱羨的職業耶，她不想放棄這身行頭，胃痛、頭疼、耳鳴、眼經酸澀、氣血不暢只好趕緊吞藥，縮緊肚子，吸一口氣，再次踏上機艙。

其實，以上正是「脾胃亞健康」狀態。

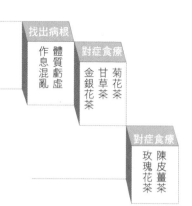

◈好胃，對症才是王道

「你還在折磨你的胃嗎？」吞服藥物，只能救得了一時，卻無法真正改善糾纏一世的毛病！

除了青壯年因忙碌糾擾而病痛纏身，屬於人為造成，面對中老年人的胃老化，屬於臟器機體的問題，這兩種情況，其實都可以採行中醫提倡的食養，做出最全面的修補與診療。

一些簡便的養生茶湯、粥療，都能夠有效緩解身體的不適，補強元氣，止痛化鬱。

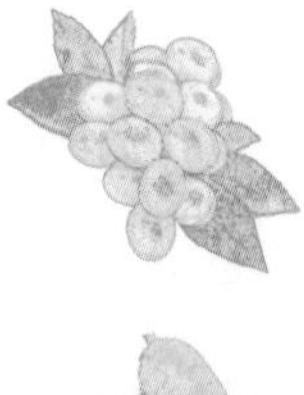

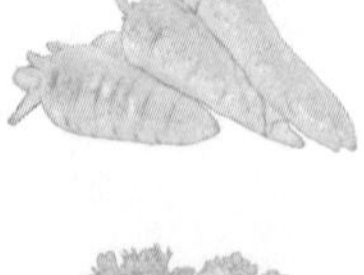

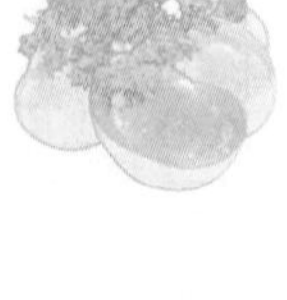

中醫養生 健康提醒

輕鬆喝茶，也能養好胃！

中國飲茶文化號和精深，自古有茶聖陸羽《茶經》傳世，而喝茶簡單易行，便於取用，一人或數人皆宜，長期下來，有助長養五臟六腑。

- 菊花茶：明目消腫，清熱祛風。
- 甘草茶：止咳利尿，解渴消滯。（服用抗凝血劑、抗血小板劑、利尿劑，忌用甘草。）
- 金銀花茶：預防發炎、緩解暑熱。
- 陳皮薑茶：燥濕化痰，補氣養心。
- 玫瑰花茶：行氣解鬱，活血止痛。

「健胃」營養有方

上班族養胃營養素：維生素E

維生素E，屬於脂溶性維生素，作為主要的抗氧化劑之一。由於其抗氧化功能，能夠修復腸胃道黏膜，維持細胞膜的完整，有助降低胃炎、潰瘍和胃癌的發生。相關研究報告還顯示，能有效預防癌變，以及抗老化之效。因此，平日可多食五穀、堅果、蛋黃、麥芽、綠色蔬菜等食物。

03

終結胃痛、脹氣，不再擔心過勞胃！

外食內用不忌口，當心老是胃謅謅！

找出病根
脾胃運化失常
飢餓勞逸失常

對症食療
棗椒豬肚盅
砂仁黑豆鯽魚煲

對症食療
冰糖銀棗湯
桂花釀蜜蓮藕

「睡過頭了，待會要開會，早餐在路上速戰速決！」

「明天週末，早上要煮粥嗎？算了，還是睡晚一點好了！」

根據民調顯示，台灣有高達六成的民眾早餐選擇「拿了就走」的外食，在上課或上班途中購買麵包、三明治果腹，方便又快速。就算是假日，還是有一些人因為想睡晚一些，選擇放棄吃早餐，長期下來，空腹時間拉長，胃腸無法及時吸收到養分，時常感到胃謅謅，連帶使得注意力無法集中，學習和工作效率大為降低，還會引起便秘、肥胖、腹痛、腸胃發炎、胃潰瘍等病變，可說不吃早餐的代價實在太高了。

「早餐吃得像皇帝，午餐吃得像王子，晚餐吃得像乞丐。」其實正驗證中醫「脾胃運化」，需要大量的養分，此時豐盛的早餐可以完全被臟腑消化、吸收，除了優質蛋白質之外，重點在於均衡多樣、細嚼慢嚥，而且若是不吃早餐的話，反而容易肥胖。而且，重點在於該吃飯的時候，請「專心一志」的好好吃飯！

◈好胃，對症才是王道

「胃痛不等於胃病！」但放任胃痛、胃謅謅不理，就有可能導致大病！

關於上腹部疼痛，依序有可能是食道、胃、十二指腸、肝、膽到胰臟所引致，不過歸因於現代人忙碌，未能定時用餐，或是胡亂快速解決食物，在選擇不當下，自然對胃造成極大的潛在傷害。

許多人一忙碌，常常忘了吃早餐、用午膳，到了晚上加班回家，卻又吃得過於豐盛，甚至為了應酬還大量飲酒，實在是虐待消化道的行為，因此結局往往就是——胃已經發炎了，只好不斷撫摸著肚子，一臉難受的模樣。以下大致列出胃炎的十大警訊，可自行評估自己中了幾項：脹氣、腹疼、便秘、腹瀉、溢胃酸、胃謅、口臭、脾氣暴躁、面黃乾瘦、疲憊乏力。

不過，除了大腸黏膜，胃也沒有明顯的痛覺神經，因此若是有內在腸出血、胃出血的情況，大部份除了自我警覺較高的人之外，通常都是發生便血才進一步檢查知曉。

「胃你好」，放下手邊的工作，現在起請善待自己，好好吃頓飯吧！

中醫養生
健康提醒

長養「脾胃」，和「黃帝內經」學養生！

《黃帝內經》提出十二時辰臟腑經絡，依據不同時辰，對應不同經脈：胃經（七點至九點）、脾經（九點至十一點），分據人體重要吸收營養和接納食物的時段，這些時間內應該應天順時（吃早餐），營養均衡不偏廢，自然喚醒一天的精氣神，元氣充沛，腦袋跟著清楚。

- 辰時（上午七點至九點）：胃經當令，上承大腸經、下接脾經，此時氣血注入胃經，「一日之計在於晨」，休息一夜，迎接一日的美好時光，食物能夠提供滿沛的能量，一如春雨滋潤萬物，大地順利生發。人體也是如此，因此千萬不可因匆忙或懶惰而忽略早餐重要性！
- 巳時（上午九點至十一點）：脾經當令，上承胃經、下接心經，由於脾主運化，負責轉化食物，以及生血、統血之功，承接胃囊的飲食而消化吸收，此時也是大腦功能最具活力的時段，適合專注學習和辦公。「脾為後天之本」，脾臟養分充足、氣血順暢，升清與降濁維持和諧，自然有助整體消化系統的平衡與健康。

「健胃」營養有方

養胃抗發炎，首推七食材：

- 銀耳：又稱白木耳，味甘，性平，有助潤肺益胃，益氣補血，和胃滋陰。
- 豬肚：有治羸弱脾虛、泄瀉下痢等症。中醫指出有祛寒暖胃，緩解虛寒胃病、十二指腸潰瘍。
- 紅棗：性甘味溫，歸脾、胃經。《用藥法象》記載：「調榮衛，生津液。」《用藥法象》說其「調榮衛，生津液。」
- 砂仁：性溫，歸脾、胃經。有助化濕行氣，止嘔止瀉。《藥性論》指出「主冷氣腹痛，止休息氣痢，勞損。消化水穀，溫暖脾胃。」
- 黑豆：有助解毒、祛水腫。《本草拾遺》說：「治風痺，溫補，久食好顏色。」《本草綱目》亦記載可解藥品之毒，治腎病。
- 桂花：有助暖胃散寒，止痛散瘀，明目疏肝。中醫指出可治療胃寒發炎、胃下垂、十二指腸潰瘍等症。
- 蓮藕：味甘性寒，有涼血清熱，益胃健脾之效，有助緩解胃食道逆流之症。明代醫家李時珍《本草綱目》更盛讚蓮藕為「靈根」。

04 別再胃食道逆流！醫師出來這樣說……

胃為心之窗，胃不好，心情自然不佳！

找出病根
寒濕內阻
肝氣犯胃

對症食療
陳皮參棗湯
蝦仁豆腐煲

對症食療
雞茸翡翠銀耳盅
冰糖百合蓮子盅

「胃部又溢赤酸了，好難受啊！」搬家工人阿明近日搬運貨品時，時常感到胃部翻攪，酸液更是直衝喉嚨，無形中瓦解掉他的體力，使得作業進度緩慢不少，不只身體不好受，還惹來老闆一陣罵。

此外，長坐辦公桌的上班族壓力大，工時往後延，薪資卻是倒退嚕，租屋在外的家銘，只好惦惦自己的荷包，能省則省，餐費大砍一半，苦了肚子，心情也跟著開朗不起來。

吃飯時，食道的括約肌會自動打開，使食物進到胃裡，吃飽時就會關閉，若是括約肌失靈或無法緊閉，就會使胃酸跑出來，彷彿一把火從腹部延燒到心頭，即為俗稱的溢赤酸、火燒心。

◈好胃，對症才是王道

「你也有走胃人生？」由於國人飲食西化，根據醫療健診調查發現，全台罹患胃食道逆流的人多達百分之二十六，換算下來，等於是每四人就有一人有此困擾！胃食道逆流，於今成了現代人最為常見的文明病，而且男多於女，有年輕化的趨勢。此外，國外研究指出，罹患胃食道逆流，還會增加罹食道腺癌機率，高出十倍之多。

金元時期的四大醫學流派之一的李東垣，在其著作《脾胃論》提及：「飲食入胃，陽氣上行，津液與氣，入於心，貫於肺，充實皮毛，散於百脈。」歸結出「百病皆由脾胃衰而生」的補土派，五行中的「土」指的正是「脾」，因此想要遠離「走胃人生」，就要從補養脾胃做起。

「胃為心之窗」，其實，飲食是一種身心靈的療癒，吃到好食物，能讓心情為之一振，也能有助腸胃的消化吸收，因此有研究指出，九成的腸胃疾病肇因於情緒，壞情緒會影響大腦的內分泌失調，連帶使身體臟器功能受到抑制和損害，可說是「心因性」所導致的消化道疾病。

哈佛大學行為與頭腦科學專家——丹尼爾·高曼（Daniel Goleman），又被稱作「EQ之父」，在其經典著作《EQ》就提出負面情緒對人體的危害，不亞於抽菸，壓力會抑制免疫力，焦慮、緊張和高壓則使血壓升高，大大增加罹患氣喘、便秘、腹瀉、胃痛、腸炎、十二指腸潰瘍，和直腸結腸癌的機率，證實了情緒平衡才是確認健康與幸福的不二法門。

因此，除了飲食調養之外，懂得怡情養性，良好的情緒智商也是重要的一環。

中醫養生 健康提醒

中醫五行養生之道

中醫理論講求「相生相剋」，其實說的正是平衡的概念，調養身體也是如此，不能單單只求保養某個臟器，而是針對整體的養生之道，並透過天人五行之運行，歸納出「金生水、水生木、木生火、火生土、土生金」，以及其相應的內臟與食材。

- 金——肺臟——白色，對症食材：百合、生梨、山藥、白蘿蔔、馬鈴薯等。
- 木——肝臟——青色，對症食材：綠豆、青瓜、葡萄、藍莓、黑莓、蘑菇等。
- 水——腎臟——黑色，對症食材：香菇、紫菜、芝麻、黑木耳、黑豆等。
- 火——心臟——紅色，對症食材：紅豆、紅棗、紅椒、紅蘿蔔、草莓、櫻桃、蘋果等。
- 土——脾臟——黃色，對症食材：黃豆、番薯、蓮子、南瓜、柑橘、香蕉、龍眼等。

「健胃」營養有方

上班族養胃營養素：維生素B群

維生素B群，不只能提神抗疲勞，還有助緩解因壓力、緊繃造成的胃疼，提振食慾，維繫消化道平衡。

舉凡保護神經組織細胞的B_1、B_6和B_{12}，發揮抗氧化功能的B_2，協助代謝能量轉移的B_3，參與脂肪酸和碳水化合物氧化的B_5，協助養分代謝與的B_7、B_9等，都幫助調節生理的循環與代謝。

因此平日可多食穀物、黃綠色蔬菜、瘦肉、酵母等食物。

早上飽、中午好、晚上少，好胃沒煩惱！

05

胃熱、胃火燒上身，這樣做，告別操老胃！

找出病根
胃中鬱熱
肝鬱化火犯胃

對症食療
絲瓜瘦肉盅
清熱養生參耆湯

「哇，火燒心——」腸胃門診間外頭，擠滿了候診的病人，除了消化道退化的老年人，其中竟然有一半是不到四十歲的青壯年！

「你就像那一把火，熊熊火焰，溫暖了我你……」已故歌手高凌風曾高唱《冬天裡的一把火》風靡街頭巷尾，但是當那把熊熊無名火燒上胃，可就歡樂不起來了！

胃脘灼熱陣痛，甚至沿著消化道滿溢至胸口、喉嚨，不只會灼傷腸胃道、食道，更會加劇腸胃的萎縮、老化。

◈好胃，對症才是王道

「等等——，胃藥不要亂吃！」

宜婷一感到胃不舒服，就拿起胃藥準

備吞下肚，以為就能真正拯救不受控制的胃，然而，這麼做，無形中卻更容易傷害胃腸。

此外，許多民眾在服藥時，會當起「藥劑師」自行減藥配藥，拿掉幾顆、多加一顆胃藥，反而無法讓原本的藥物達到療效，胃藥中的成份還可能傷害胃的功能，「藥多藥少」還是要讓專業的來！而且若能做到「病前預防」，在身體稍感異狀之時，就趕緊從食養下手，反而有利身體健康，畢竟再好的藥物，也是有或多或少的副作用。

中醫辨證指出，「胃熱證」乃因多食刺激性食物，化火生熱，以及肝鬱化火犯胃，於是造成熱鬱於內，胃烷自然感到酸液升騰、消化道灼熱疼痛，同時還會伴有口臭、便秘、腹痛、嘔吐、臉頰腫痛、牙齦紅腫潰爛、牙釀紅腫潰爛、牙齦出血之症。

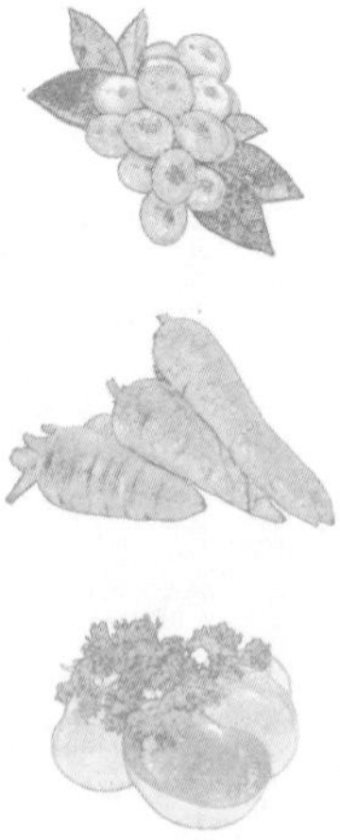

中醫養生
健康提醒

春夏秋冬養胃法，四季養胃宜食

《黃帝內經・素問・寶命全形論》提出「人以天地之氣生，四時之法成。」正是說明養生要順天應地，天食人以五氣，地食人以五味，自能與天地相參，與日月相應。

- 春季：萬物生發，首重護氣，適合食用穀物、堅果、枸杞、山藥等。
- 夏季：陽氣暢旺，首重祛濕，適合食用豆類、蓮子、麥米、薏仁等。
- 秋季：陽消陰長，首重養肺，適合食用百合、芡實、糙米、芝麻等。
- 冬季：寒氣上升，首重補養，適合食用湯粥、紫米、番薯、板栗等。

「健胃」
營養有方

上班族養胃營養好食：絲瓜

絲瓜味甘性平，有治腹痛痔漏、腸風崩漏、清熱化痰、祛暑清心、解毒涼血。營養價值高，富含類胡蘿蔔素、維他命C、E，及微量硒，有助抗氧化，同時含有木膠、澳化酶、生物鹼、瓜胺酸、醣類等，能幫助腸胃道蠕動，發揮抑制癌細胞成長的功能。推薦食療：絲瓜瘦肉盅、絲瓜粥。

06

得救了！對症飲食，讓胃不再溢赤酸

「吃飯皇帝大！」飲食正常了，胃酸自然平衡！

找出病根
脾胃功能失調
壓力過大

對症食療
鮮蘋瘦肉盅
紅茄豆腐盅

對症食療
元氣涼夏養生盅
桂圓枸杞小米粥

「唉，好難受啊！」飯後老感到肚子悶脹的敏貞，午餐後，卻趴在辦公桌上，一臉懊喪，讓身旁的同事頻頻問她怎麼回事。

「老師，現在有空嗎？沒關係，您可以邊吃飯，邊聽我介紹喔——」擔任業務的敬祥，主要是向學校老師推薦教科書，因為老師的課堂休息時間有限，只好在午休時間前往拜訪，也因此常常空著肚子一個下午，長期以來，老是發生腹疼、胃酸上泛的情況，而且飽也痛、餓也痛，加上考評壓力，不知不覺讓他的腸胃越來越惡化。

◈好胃，對症才是王道

「痛—痛—痛痛痛———」儘管赤酸翻攪，仍不改雅薇善解人意的性格，此時正上演歌仔戲甩頭戲碼，想藉由誇張的舉動讓自己忘卻疼痛不適，讓旁人都以為是在開玩笑，其實她的內心真是有苦說不出啊！

胃，位於肚臍以上、肋骨以下的上腹部，是人體重要的貯藏和消化食物的器官，上接食道，下接十二指腸，整體的胃依部分包含：胃底、前壁、大彎、小彎、賁門、幽門括約肌、幽門竇、幽門道、角切跡、胃道、胃壁等。

你可能不知道，人體內有超過一百兆的微生物，在其中共生共榮，營造一個和諧的生理菌相。正常的胃，會充分地消化食物，再緩慢送進小腸，形成循環系統。

中醫理論提出：「百病皆因脾胃衰微而生。」因此，若是不小心打破此平衡，胃腸就會發出警訊，諸如疼痛、脹氣、泛酸、嘔吐、食慾不振等，而繁亂工作、不正常飲食、失序作息，總是迫害胃的最大元凶。

脾弱胃虛，不只影響生理，還連帶使生理毛病四起，養好胃，才是健康之不二法門！

中醫養生 健康提醒

神奇雙食材，讓你回復超強不敗鋼鐵胃！

- 蘋果：味甘性涼，諺語說：「一天一顆蘋果，讓你遠離醫生。」蘋果富含果膠和各種營養素，能夠補氣生津，潤燥健胃。
- 豆腐：味甘鹹性寒，富含醣類、優質蛋白、鐵、鈣、磷、鎂等營養成份，有助和脾健胃，消脹清熱，修護大腸機能。

此外，除了均衡攝取營養之外，平日飲食應細嚼慢嚥，飯後休息，半小時後可散步，睡前兩小時，也不宜再進食，避免增加腸胃負擔，才能養成「鋼鐵胃」。

「健胃」營養有方

上班族養胃營養好食：南瓜

南瓜性溫味甘，入脾、胃經，有益肝血、抗發炎、治浮腫之效，《本草綱目》記載能補中益氣，而且富含維生素A，能保護腸胃道黏膜系統，使大便暢通，緩解胃潰瘍等疾病。

經常積食、腹脹?提醒你,三餐八分飽!

07

吃飽撐著?山楂陳皮,有效解你的脹氣

找出病根
脾胃阻滯
飲食無度

對症食療
脾胃阻滯
飲食無度

對症食療
脾胃阻滯
飲食無度

「小心吃到爆!」喜歡「吃到飽」的惠美,下班後和同事在自助火鍋店聚餐,想說工作被老闆釘得滿頭包,只好用狂吃來洩憤——各式豬肉片、牛肉片、羊肉片、海鮮、草蝦、魚餃、貢丸、冷飲、熱咖啡、起司蛋糕、冰淇淋,才二十分鐘,已經把滿場的食物都吃過一輪了,沒想到最後卻因腹脹劇痛,緊急送往醫院急救。

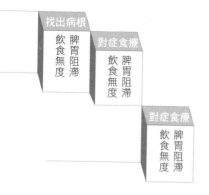

「你還在虐待自己的胃嗎?!」

擔任科技公司工程部的達仁,不遲到、不早退,深怕業務落後、延誤良率的他,平日也不敢請假,是「全勤獎」的紀錄保持人,可說屬於典型的過勞人,然而近日老是覺得胃腹腫脹疼痛,抽出時間前往醫院,檢查後才驚覺罹患肝硬化併發大量腹水，這下子，讓他有得休假了！

◈好胃，對症才是王道

「神啊，救救我——」平時就是緊張一族的張軒，只要遇到上台報告、公差會議或與客戶接洽，那個不爭氣的胃，就會開始莫名的脹痛！

「脹氣，真的有那麼要緊嗎？忍一下，就過了！」每次被關心急了，只好這樣回應。

明清醫者張璐告訴你：「大錯特錯！」經典醫書《張氏醫通》針對「鼓脹」進行辯證：「夫脹皆脾胃之氣虛弱，不能運化精微，致水穀聚而不散，故成脹滿。飲食不節，不能調養，則清氣下降，濁氣填滿胸腹，濕熱相蒸，遂成此證。」

若是經常發生積食、腹脹、排便不順？提醒你，三餐避免吃過飽！關於主訴腹脹、飽氣的患者，中醫清楚列明是脾胃之疾，因氣虛無法調節水穀，形成消化不良，而且單一臟器出毛病，還會牽連其他器官問題叢生，若是驚覺到腹部有「膨風」情形，應趕緊就醫檢驗，避免病情惡化。

「健胃」營養有方

健胃五料，讓你不再吃飽撐著！

- 山楂：味酸甘，性微溫，歸於脾、胃、肝經，能消脹排氣，開胃健脾。
- 陳皮：味辛、苦，性溫，歸於脾、肺經，能消脹順氣，護腸胃。
- 龍眼：味甘性溫，歸於心、脾經，有助補脾益胃，養血安神。
- 白蘿蔔：含豐富維生素C、微量鋅，能促進腸胃蠕動，有助消化。
- 紅棗：味甘，性溫，歸於脾、胃經，有助消食健胃、益氣養血。

不過，要留意山楂食用多了會耗傷胃氣，有破氣作用，影響孕婦的健康和胎兒的發育，因此孕婦、兒童、病後體虛、患牙病，以及脾胃虛弱、胃酸分泌過多者，不宜吃山楂。孕婦、胃酸過多、服藥期間不宜吃陳皮；氣虛體燥、陰虛燥咳、吐血及內有實熱者慎服，且不宜多服久服陳皮。

08

胃痙攣注意！高良薑，讓你不再冷汗直冒

搖搖杯、冷飲不離手，小心胃神經失調！

找出病根
胃寒脾虛
生冷刺激飲食所致

對症食療
山楂良薑粥
砂仁豬肚盅

對症食療
肉桂黑糖薑茶

「手足厥冷、冷汗直流，我到底怎麼了？」彷彿看了恐怖片一般，夢妮整個身體直打冷顫，從頭到腳都發寒，而且伴有腹脹、腹痛、嘔吐等症狀出現！

「媽呀！難道大姨媽提早來報到？」一早起床就感到肚腹不適的依芳，看看行事曆，疑惑為什麼時間還沒「到」，卻有經痛的前兆！

「難道我害喜了？」新婚的彥茹，已經有好幾週經常感到噁心想吐，有時胃的翻攪使她想吃酸的食物，誤以為是否有喜了，開心的她和先生前往醫院檢查，才知是一場空，原來，是胃部發炎所導致的現象。

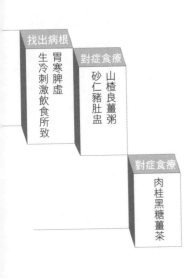

◈好胃，對症才是王道

「貪玩手機，竟然惹禍上身！」一名女子因平衡中樞失調，而引發急性胃痙攣，原來是沉迷於抓寶遊戲，一天幾乎手機不離身，交感神經頻繁接受刺激，連帶使胃腸失序打結。

胃痙攣，其實就是胃部肌肉發生抽搐情形，也就是胃的神經系統失衡，若是有胃寒脾虛的證型，或是平日喜愛吃刺激性食物，例如麻辣鍋、冰飲等，以及長期吸菸者，都可能導致痙攣加劇，此外，有可能因其他臟器出問題，像是膽結石、肝腫瘤，或是其它疾病引致。

除了飲食因素，壓力、環境、遺傳也可能導致痙攣、慢性萎縮性胃炎，嚴重甚至還會產生胃潰瘍、腸息肉、胃粘膜脫垂等症，可別因小失大。

中醫養生 健康提醒

「胃」你好，讓「胃」幸福的新生活守則：

想要讓胃健康，其實很簡單，只好維持良好生活習慣，自然就能遠離胃痛、腹脹、等尷尬狀況。

- 飲食定時：三餐老是在外還不打緊，只要選對食物即可，但是不定時吃飯，卻是致病的根源，現在起，愛惜你的胃，該放則放，該吃則吃！
- 細嚼慢嚥：吃飯時，最忌諱狼吞虎嚥，「吃飯皇帝大！」沒有什麼事比吃飯還重要、還急迫的，一切，就等吃完再說。注意，飲食還是清淡最好。
- 戒菸少酒：根據醫學研究報導，抽菸百害而無一利，要是尚未成癮者，最好慢慢戒除，若是已是老菸槍，可能需要為了身體做出一點妥協。
- 早睡早起：忙碌現代人，除了上班日，休假馬上攤睡成癱，當名健康的「晨型人」，早起記得吃早餐，晚上丟開平板、iPhone，抓寶？先睡再說。

「健胃」營養有方

告別胃痙攣，三食物輕鬆保胃戰：

- 高良薑：能活血順氣，暖胃散寒，有助緩解痙攣腹瀉、脘腹疼痛。
- 春砂仁：能行氣醒胃，止痛化濕，能促進胃液分泌，消除胃病。
- 白胡椒：味辛性熱，歸於胃、大腸經，緩解胃寒腹痛，止泄瀉。

沒事壓壓腳拇指，運動養胃超簡單！

09

中醫養胃法，萎縮性胃炎輕鬆復原！

找出病根
寒邪入侵

對症食療
高良薑雞肉煲
烏雞鮮栗湯

「再拿吃的來，我肚子還是餓啊！」今年七十好幾的章爺爺，近日總覺得吃不飽，家人看他才吃完午飯，隔了十分鐘，卻又要東西吃。

但是，吃多喝多的他，體重卻不增反減，讓家人深怕這樣吃下去，不生病也會生病，因此趕緊尋求醫師檢查，才驚覺是因為罹患糖尿病，而造成體重減輕的原因，原來是萎縮性胃炎惹的禍，而且有消化道潰瘍的跡象，這下不只要顧血糖，還要顧胃腸了！

◈好胃，對症才是王道

其實，萎縮性胃炎大抵都是慢性之症，然而，也因為容易輕忽，而讓人掉以輕心，最後導致其他衍生病變相伴出現，若是已有長期消化不良、胃酸、腹脹、腹痛情況，伴隨疲倦、消瘦、貧血，就要趕緊替胃腸拉起封鎖線，避免擴及其他臟器，造成不可挽救的局面。

根據調查顯示，罹患慢性胃炎的患者，竟然有高達百分之二十屬於萎縮性胃炎，而且嚴重還會導致胃出血、潰瘍、胃癌。

而且根據二〇一六年最新醫療調查發現，七成國人不知道早期胃癌完全無症狀，等到有胃脹、便血等以上說明的情況出現，多數患者可能已進入胃癌晚期。

聯合國世界衛生組織（WHO）的癌症報告，全球胃癌死亡人數高居第三，僅次於肺癌和肝癌，台灣的胃癌死亡率排名也名列第五名，不能不慎！

健康提醒 中醫養生

不藏私，動動腳指頭，胃炎不再犯！

忙碌的現代人，平日除了趕著上下班，有的還得肩負照顧家人的重責大任，因此，常常忽略了運動的重要，時間如此寶貴，要怎麼抽出一段時間運動，真是難為之事！其實，只需要動動腳拇指，不管何時何地，上班時間也能夠偷偷的動一動，刺激經脈（足太陰），有助防止腹瀉、腹脹、便秘、胃痛等症，讓胃腸跟著健康。

- 整體腳掌：順時鐘動一動，再往逆時鐘動一動，往復約五分鐘。
- 各別拇指：先從左腳開始，由大拇指至小拇指，依序向上壓，再向下壓，隨後換成右腳，往復約五分鐘。
- 整體腳掌：將整體腳掌向下壓，再向上壓，每回都要壓到極限，停頓約一分鐘，往復約五分鐘。

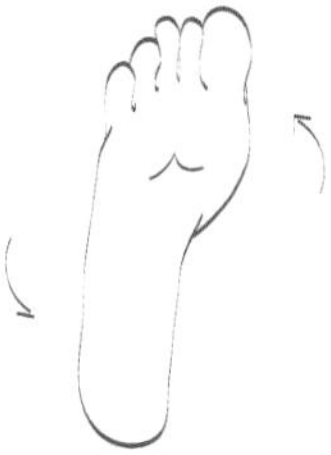

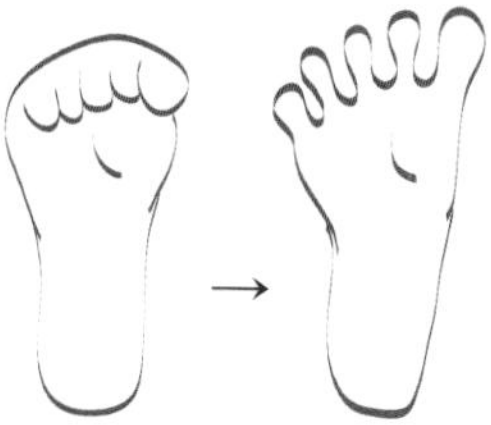

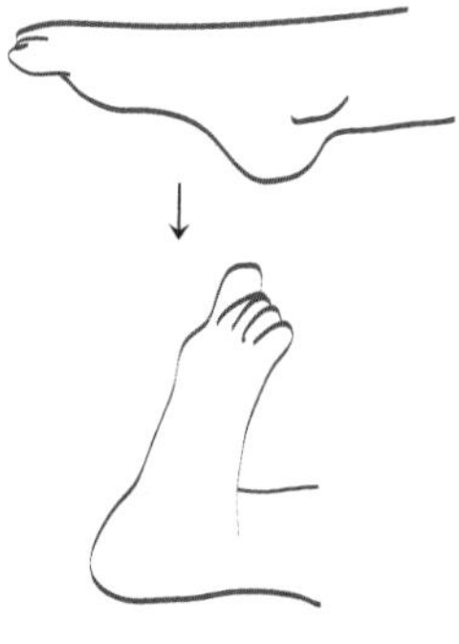

「健胃」營養有方

上班族養胃營養好食：栗子

栗子，性溫，味甘平，歸人脾、胃、腎經。富含不飽和脂肪酸，以及有益人體的多種維生素，不只保護心臟，預防高血壓、動脈血管硬化疾病，能能夠預防衰老，長養年輕活力。中醫典籍更是說明栗子的諸多好處，《食療本草》記載：「主益氣，厚腸胃，補腎氣，令人耐飢。」《名醫別錄》也說：「栗子主益氣，厚腸胃，補腎氣，令人忍飢。」《玉楸藥解》則提及：「栗子，補中益氣，氣虛益餒，培土實脾，諸物莫逮。」有助養胃健脾，活血止血，但要留意避免吃多，造成消化不良。

忙碌、緊張，壓力大，小心潰瘍病上身！

10

跟著吃，消化性胃潰瘍就用這一招

找出病根

脾胃虛寒
壓力過大

對症食療

雞蛋醋水
三七燉雞蛋

對症食療

冬瓜薏仁煲鮮鴨

「胃潰瘍，並不等於胃痛！」

聰敏一如其名，是個聰明的孩子，如今上國立大學的他，每每忙碌課業，下了課還留在學校或至圖書館自習自修，直到十點才回到家，儘管成績在校名列前茅，卻經常感到胃疼，因此他的書包中可說都會攜帶健康法寶——胃藥。

「吃胃藥，只能緩解胃疼，而無法真正根治胃病！」當他的同學這麼說時，他還不相信，直到有一日腹部劇烈疼痛，大家趕緊攙扶他至學校保健室，駐校醫師才驚覺他已經有了嚴重的消化性潰瘍了！

◈好胃，對症才是王道

消化性潰瘍，為現代人的胃病排行榜首，可說每十個人，就有三至五個人有潰瘍之疾，由於是初期階段，症狀往往不明顯，而且只要稍加調整生活作息、飲食習慣，即能輕鬆改善。

若是平日於進食後約半小時，才開始感到腹部疼痛，有可能是因為胃潰瘍，若是放任不管，時日一久，黏膜組織持續受到損傷破壞，嚴重還會導致胃出血、胃穿孔、胃癌等難以逆轉之症，到時可就麻煩大了。

這時候，就要趕緊做出行動，停——，不是要你拿起胃藥往嘴巴吞，而是回想檢查自己吃了哪些食物，造成現今的胃脹、腹疼等不適情況。

「胃」不該是下垂的樣子，只要藉由中醫講求的食養調身，就能很快地找回胃的微笑曲線！

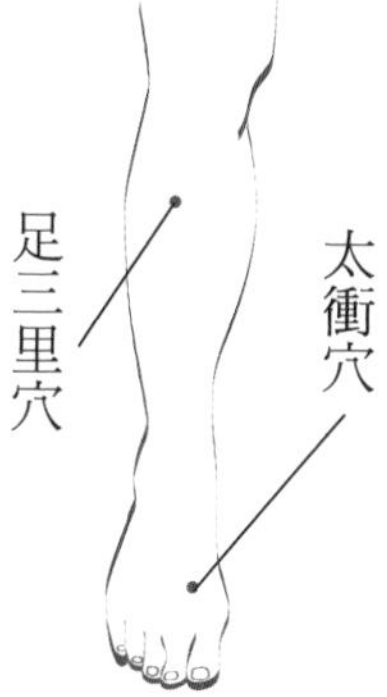

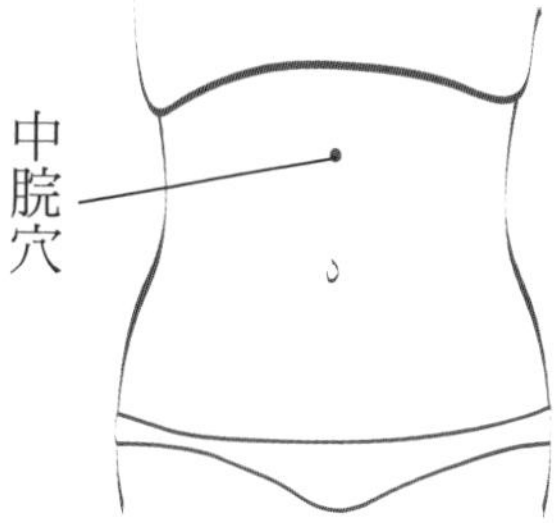

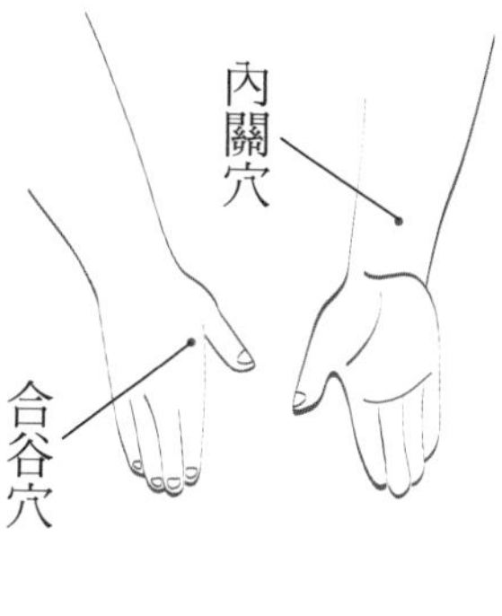

中醫養生 健康提醒

快樂養生動一動：胃部穴道按摩

有助緩解胃部脹痛、消化不良症狀，達到護胃之效（由下到上，每穴按壓停留約三至五分鐘，整體反覆數次），完成後飲用適量溫水。

- 太衝穴：足背側，大拇趾和第二趾之間骨頭交會凹陷處。
- 足三里穴：小腿前外側，膝蓋往下約四指寬度。
- 中脘穴：又稱胃脘穴，腹部正中線，肚臍上四寸。
- 內關穴：前臂掌側正中線上，腕橫紋中央直上三指幅寬。
- 合谷穴：食指與拇指合攏，虎口處肌肉最高處。

「健胃」營養有方

上班族養胃營養素：維生素C

維他命C，又稱L－抗壞血酸，是人體必需營養素之一，可說是最天然的抗氧化物、防腐劑，有強勁的抗發炎因子，讓身體免於氧化劑的威脅。除此之外，身為輔酶，還能修護黏膜細胞，有助恢復胃腸健康。因此平日可多食柑橘、櫻桃、枸杞、檸檬、花椰菜、番石榴等食物。

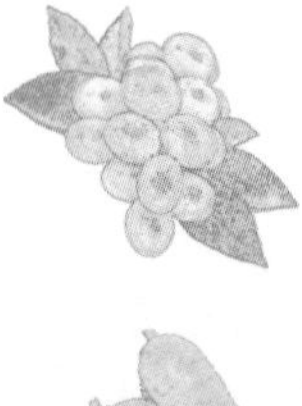
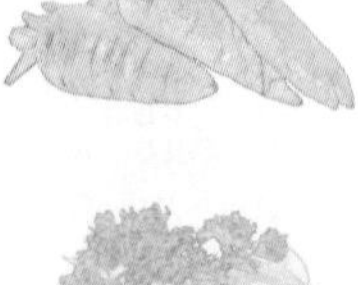
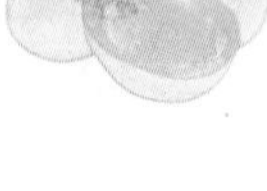

食療、湯膳和茶飲，正是長養臟腑的最佳方案。

養胃回復法，防病抗老這樣吃！

中醫理論講求「相生相剋」，說的正是平衡觀念，調養身體也是如此，透過天人五行歸納「金生水、水生木、木生火、火生土、土生金」，以及其相應的內臟與食材，才是對症切身的養生之道。

「早餐吃得像皇帝，午餐吃得像王子，晚餐吃得像乞丐。」驗證中醫「脾胃運化」，需要大量養分，此時豐盛的早餐可以完全被臟腑消化、吸收，除了優質蛋白質之外，重點在於均衡多樣、細嚼慢嚥。

食療、湯膳和茶飲，正是長養臟腑的最佳方案，有別於藥物的剛烈，一切的保養可以從腸胃做起。

91

棗椒豬肚盅

食材＼豬肚 200 克，紅棗 10 克，白胡椒 10 克、生薑、鹽各適量。

做法＼豬肚洗淨，川燙除腥味後切成條狀，和紅棗、白胡椒、生薑一起放於陶鍋，加入適量水熬燉一小時，加鹽調味即成。

功效＼散寒去邪，溫胃止痛，有助增進食慾。

食用宜忌＼高血脂患者忌食豬肚；感冒、發燒、腹脹氣滯，不宜食用紅棗。

92

砂仁黑豆鯽魚煲

食材＼砂仁 8 克，陳皮 8 克，黑豆 20 克，炙甘草 5 克，鯽魚 200 克。

做法＼鯽魚去鱗除去內臟，洗淨備用，黑豆洗淨後加水熬煮，滾沸後放入砂仁、陳皮、炙甘草和魚肉，熟爛後調味即成。

功效＼砂仁化濕行氣，溫中止嘔止瀉，助安胎；健脾養胃，止瀉泄。

食用宜忌＼陰虛有熱、氣虛肺滿忌用。服用抗凝血劑、抗血小板劑、利尿劑，忌用甘草。

93

冰糖銀棗湯

食材＼銀耳 10 克，紅棗 10 克，冰糖適量。

做法＼將銀耳洗淨泡發，紅棗洗淨一起放入陶鍋，加適量水熬煮即成。

功效＼滋陰養胃，補中潤肺。

食用宜忌＼外感風寒、出血、糖尿病患者慎用銀耳。感冒、發燒者及腹脹氣滯，不宜食用紅棗。

94

桂花釀蜜蓮藕

食材＼蓮藕 100 克，桂花（醬）30 克，冰糖適量。

做法＼蓮藕洗淨，削皮後切成細薄片，放入水中煮沸，加入適量冰糖，最後加入桂花或桂花醬，關火待涼再放入冰箱，即可食用。

功效＼清熱，溫胃。

食用宜忌＼產婦不宜過早食用。脾胃消化功能低下、大便溏泄者，不宜生吃蓮藕。

95

雞茸翡翠銀耳盅

食材＼銀耳 50 克，西蘭花 50 克，雞胸肉 100 克，雞湯適量，鹽、醬油、胡椒、雞蛋各適量。

做法＼雞胸肉川燙後剁成泥狀，加入鹽、胡椒、蛋清調和成糊，捏塑成小顆珍珠圓球狀備用；西蘭花洗淨去葉，切成細末備用;銀耳泡發備用;陶鍋加入雞湯煮沸，放入雞茸珍珠丸，再放入銀耳、西蘭花，熟爛後調味即成。（若想喝粥亦可放入粳米 50 克）

功效＼滋陰養胃。

食用宜忌＼外感風寒、出血、糖尿病患者，慎用銀耳。

96

冰糖百合蓮子盅

食材＼蓮子 50 克，百合 40 克，白木耳 20 克，紅棗 15 克，椰汁或冰糖適量。

做法＼蓮子、百合、白木耳洗淨，泡發備用，紅棗洗淨劃十字，加入適量清水熬燉，最後調入適量椰汁或冰糖即成。

功效＼補脾健胃，滋陰安神。

食用宜忌＼外感風寒、出血、糖尿病患者，慎用銀耳。寒凉體質，不宜過量食用。

97

陳皮參棗湯

食材\ 豬肚200克，紅棗10克，白胡椒10克、生薑、鹽各適量。

做法\ 豬肚洗淨，川燙除腥味後切成條狀，和紅棗、白胡椒、生薑一起放於陶鍋，加入適量水熬燉一小時，加鹽調味即成。

功效\ 散寒去邪，溫胃止痛，有助增進食慾。

食用宜忌\ 高血脂患者忌食豬肚；感冒、發燒、腹脹氣滯，不宜食用紅棗。

98

蝦仁豆腐煲

食材\ 豆腐200克，蝦仁100克，春筍80克，蔥、薑、蠔油、鹽各適量。

做法\ 豆腐切丁，蝦仁洗淨去黑腸，春筍切薄片，熱油鍋放入蔥薑爆香，再放入豆腐，加水燒開，陸續放入蝦仁、筍片，倒入蠔油、鹽調味即成。

功效\ 理氣散結，養胃健脾，有助緩解打嗝、氣逆、噁心。

食用宜忌\ 宿疾者、正值上火之時不宜，過敏者慎食蝦。

99

絲瓜瘦肉盅

食材\ 絲瓜200克，瘦肉100克，鹽適量。

做法\ 絲瓜洗淨刨皮，切片備用，豬肉川燙後切塊，一同放入陶鍋，加適量水燉煮，熟爛後調味即成。（若想喝粥亦可放入粳米50克）

功效\ 解熱去燥，養胃健脾。

食用宜忌\ 體虛內寒、腹瀉者，不宜多食。

100

清熱養生參耆湯

食材\ 雞肉100克，黃耆50克，參鬚25克，麥門冬30克，紅棗10克，鹽適量。

做法\ 雞肉去除內臟、洗淨，切小塊川燙備用；黃耆、參鬚、麥門冬、紅棗洗淨，和雞肉一起放入陶鍋，加入適量清水，熬燉一小時即可。

功效\ 消暑涼補，補脾健胃，有助增進食慾。

食用宜忌\ 實證及陰虛陽盛者，忌服。

101

鮮蘋瘦肉盅

食材\ 紅棗20克，蘋果2顆，瘦肉30克，鹽適量。

做法\ 紅棗洗淨，蘋果去皮切成薄片備用，瘦肉川燙後切絲，將以上食材一同放入陶鍋，加適量水燉煮，熟爛後調味即成。

功效\ 潤腸健胃，補脾生津。

食用宜忌\ 感冒、發燒及腹脹氣滯患者，不宜食用紅棗。

102

紅茄豆腐盅

食材\ 豆腐250克，紅番茄2顆，小黃瓜1條（約80克），鹽適量。

做法\ 番茄、豆腐、小黃瓜洗淨後，切成小塊，以上食材一同放入陶鍋，加適量水燉煮，熟爛後調味即成。

功效\ 養胃，助消化，緩解胃酸逆流。

食用宜忌\ 嘌呤代謝失常的痛風病人，和血尿酸濃度增高的患者，忌食豆腐；脾胃虛寒，經常腹瀉便溏者，忌食。

103

元氣涼夏養生盅

食材\ 雞肉 120 克，麥冬 20 克，薏仁 20 克，黃耆 15 克，太子參 15 克，紅棗 15 克，金針 20 克，香菇 15 克，薑、鹽、米酒各適量。

做法\ 雞肉去除內臟、洗淨，切塊川燙備用；香菇和金針泡發後切絲備用；麥冬、黃耆、太子參、薏仁、紅棗洗淨，和雞肉、金針、香菇絲、薑片一同放入陶鍋，加入適量清水，熬燉一小時，加入米酒、鹽調味即可。

功效\ 補中益氣，健脾暖胃。

食用宜忌\ 實證及陰虛陽盛者，忌服。

104

桂圓枸杞小米粥

食材\ 小米 50 克，玉竹 35 克，枸杞 35 克，黨參 15 克，桂圓 10 克，冰糖適量。

做法\ 玉竹、黨參洗淨，和小米一同放入陶鍋，加適量水一同熬煮，沸騰後加入枸杞、桂圓，關火前加入適量冰糖即成。

功效\ 補虛益氣、養血安神、助眠安神、健脾和胃。

食用宜忌\ 氣滯虛寒、小便清長者，少食。

105

蘿蔔湯飲

食材\ 白蘿蔔 30 克，鹽適量。

做法\ 白蘿蔔洗淨切塊，放入陶鍋，加適量水，煮開調味即成。

功效\ 消脹排氣，促進腸胃蠕動。

食用宜忌\ 虛寒者慎食。

106

山楂陳皮飲

食材\ 山楂 10 克，陳皮 10 克。
做法\ 山楂、陳皮洗淨，放入陶鍋，加適量水，煮開即成。
功效\ 消脹排氣，促進腸胃蠕動，幫助消化。
食用宜忌\ 孕婦慎食。山楂有破氣化瘀之效，但氣虛便溏、羸弱病後者忌食。

107

黑糖朮棗飲

食材\ 白朮 15 克，紅棗 15 克，黑糖適量。
做法\ 白朮、紅棗洗淨，放入陶鍋，加適量水，煮開調味即成
功效\ 消脹排氣，消食健胃。
食用宜忌\ 陰虛血少、燥渴、精不足、氣滯脹悶者，忌之。

108

養胃果茶飲

食材\ 蘋果 1 顆，龍眼 20 克，橙皮 5 克。
做法\ 蘋果去皮切塊，橙皮洗淨切絲，龍眼取肉，以上食材一起放入沸水，燜泡半小時即成。
功效\ 蘋果生津潤肺、除煩解暑、開胃醒酒。龍眼補益心脾，養血安神。
食用宜忌\ 上火發炎症狀，不宜食用；懷孕後不宜過多食用龍眼。

109

肉桂黑糖薑茶

食材\ 肉桂 10 克，薑粉 5 克，黑糖適量。

做法\ 以上食材一起放入沸水，燜泡半小時即成。

功效\ 暖胃去寒。

食用宜忌\ 上火發炎、懷孕後不宜食用。

110

山楂良薑粥

食材\ 粳米 50 克，山楂 25 克，高良薑 15 克，枸杞葉、鹽適量。

做法\ 高良薑、山楂洗淨後切片，備用；粳米洗淨後和上述食材一同放入陶鍋，加入適量水熬煮，熟爛後加鹽、枸杞葉調味即成。

功效\ 活血順氣，暖胃散寒，有助緩解痙攣腹瀉、脘腹疼痛、胃寒嘔吐、消化不良等症。

食用宜忌\ 孕婦不宜。山楂有破氣化瘀之效，但氣虛便溏、羸弱病後者忌食。

111

砂仁豬肚盅

食材\ 豬肚 200 克，春砂仁 10 克，三七 8 克，白胡椒、蔥花、生薑、鹽各適量。

做法\ 豬肚洗淨，川燙除腥味後切成條狀，和春砂仁、三七、生薑一起放於陶鍋，加入適量水熬燉一小時，加鹽、蔥花調味即成。

功效\ 行氣醒胃，止痛化濕，能促進胃液分泌，消除胃病。

食用宜忌\ 高血脂患者忌食豬肚，陰虛有熱、氣虛肺滿者，忌用砂仁。

112

高良薑雞肉煲

食材＼雞肉 200 克，高良薑 18 克，香附 10 克，紅棗 5 克，鹽適量。

做法＼雞肉洗淨去除油脂，川燙後切塊，和高良薑、香、紅棗一起放於陶鍋，加入適量水熬燉一小時，加鹽調味即成。

功效＼溫胃止痛，調血解鬱，有助緩解寒氣引發的胃部發炎疼痛。

食用宜忌＼外感發熱忌食。

113

烏雞鮮栗湯

食材＼烏骨雞 450 克，栗子（去殼去衣）200 克，黨參 28 克，薑、鹽適量。

做法＼栗子川燙備用；烏骨雞洗淨去除內臟，川燙後切塊，和黨參、薑片一起放於陶鍋，加入適量水熬燉一小時，再放入栗子熬煮二十分鐘，加鹽調味即成。

功效＼健脾補胃，補氣止瀉，能緩和發炎症狀。

食用宜忌＼多食會生痰助火、生熱動風，因此肥胖、邪氣內盛和嚴重皮膚疾病患者，宜少食或忌食，嚴重外感疾患時也不宜食用。

114

雞蛋醋水

食材＼雞蛋 1 顆，醋適量。

做法＼雞蛋打至碗中，攪拌均勻，同時倒入滾燙沸水，再次邊攪拌，加入醋調味即成。

功效＼抗菌消炎，有助改善胃黏膜發炎症狀。

食用宜忌＼高熱、腎病、肝炎、產婦、過敏者不宜。

115

三七燉雞蛋

食材\ 雞蛋 1 顆，三七粉 5 克，蜂蜜適量。

做法\ 雞蛋打至碗中，加入三七粉，一起攪拌均勻，並取鍋隔水加熱，最後加入蜂蜜調味即成。

功效\ 三七有活血化瘀、消腫定痛、滋補強壯、抗疲勞、抗衰老、降血脂、降血糖、提高機體免疫功能等作用。

食用宜忌\ 感冒期間及孕期婦女，禁止食用。

116

冬瓜薏仁煲鮮鴨

食材\ 鴨肉 150 克，冬瓜 100 克，薏仁 25 克，枸杞 15 克，米酒、蒜頭、鹽適量。

做法\ 鴨肉洗淨除去內臟，川燙後切塊備用；薏仁、枸杞洗淨泡發；冬瓜切塊；起油鍋，將蒜頭、鴨肉、米酒爆炒，隨後倒入陶鍋，加入薏仁、冬瓜、枸杞和適量高湯、水熬燉一小時，加鹽調味即成。

功效\ 清熱化濕，運脾健胃，防止胃熱上火引發的潰瘍之症。

食用宜忌\ 素體虛寒、胃部冷痛、受涼腹瀉、腰痛、寒性痛經，以及肥胖、動脈硬化、慢性腸炎應少食，感冒患者不宜食用。

117

菜心燴猴頭菇

食材\ 猴頭菇 200 克，菜心 180 克，蔥白、生薑、蠔油、鹽適量。

做法\ 猴頭菇洗淨、泡軟後切片備用；菜心洗淨，川燙後備用；取油鍋放入薑片爆香，再放入切片猴頭菇加清水拌炒，待菇熟透後放入菜心，以及蠔油、鹽等調味即成。

功效\ 消食健胃，補脾氣，助消化，能促進十二指腸潰瘍之癒合。

食用宜忌\ 素食可食。

118

白芨龜肉豬肚煲

食材\ 烏龜1隻（約200克），豬肚200克，白芨15克，生薑、鹽適量。

做法\ 龜肉洗淨去內臟後切塊；豬肚洗淨，川燙除腥味，和龜肉、白芨、生薑一起放於陶鍋，加入適量水熬燉兩至三小時，加鹽調味即成。

功效\ 健脾顧胃，止血收澀，有助改善消化道出血和潰瘍之症。

食用宜忌\ 久咳咯血、血痢、筋骨疼痛、病後陰虛血弱者宜食，而脾胃陽虛的病人不宜多食。

119

木瓜銀耳湯

食材\ 木瓜1顆（約350克），銀耳80克，冰糖適量。

做法\ 木瓜削皮去籽，切成小塊；銀耳洗淨泡發，一起放於陶鍋，加入適量水熬燉至熟爛，加入冰糖調味即成。

功效\ 養胃潤腸，富含木瓜酵素，有助調理改善脾胃疼痛，緩解胃炎和消化不良之症，預防十二指腸潰瘍。

食用宜忌\ 孕婦、過敏體質人士不宜。

120

養胃元氣茶飲：蘋果蜂蜜茶

食材\ 蘋果1顆，蜂蜜適量。

做法\ 蘋果切片，沖入適量沸水悶泡數分鐘即成。

功效\ 蘋果具有生津潤肺、除煩解暑、開胃醒酒、止瀉之功。蜂蜜補中潤燥、止痛解毒。適用於脘腹虛痛、肺燥乾咳、腸燥便秘。

食用宜忌\ 腎炎、糖尿病患者，不宜多吃。

121

養胃元氣茶飲：玫瑰花茶

食材\ 玫瑰花瓣 10 克，綠茶 5 克，蜂蜜適量。

做法\ 將以上沖入適量沸水，悶泡數分鐘，加入蜂蜜調味即成。

功效\ 玫瑰行氣解鬱，和血止痛。適用於肝胃氣痛、食少嘔惡、月經不調、跌扑傷痛。

食用宜忌\ 陰虛有火者勿服。

122

養胃元氣茶飲：荷葉甘茶

食材\ 荷葉 10 克，綠茶 5 克，甘草 8 克。

做法\ 荷葉切碎，加入洗淨甘草，沖入適量沸水悶泡數分鐘即成。

功效\ 清熱解暑，升發清陽，散淤止血。

食用宜忌\ 體瘦、氣血虛弱者，慎服荷葉。發熱、腎功能不良、孕婦、哺乳期婦女等，忌食綠茶。服用抗凝血劑、抗血小板劑、利尿劑，忌用甘草。

123

養胃元氣茶飲：茅根荸薺茶

食材\ 荸薺 100 克，茅根 50 克，冰糖適量。

做法\ 荸薺洗淨削皮切末，茅根洗淨切段，沖入適量沸水，悶泡數分鐘，加入冰糖調味即成。

功效\ 荸薺清肺熱，富含黏液質，有生津潤肺、化痰利腸、通淋利尿、消癰解毒、涼血化濕、消食除脹的功效；茅根清熱涼血、止血利尿。

食用宜忌\ 不適宜小兒消化力弱、脾胃虛寒、有血淤者。

124

養胃元氣茶飲：靈芝草綠茶

食材＼ 靈芝草 10 克，綠茶 5 克。

做法＼ 靈芝草洗淨切薄片，和綠茶一起沖入適量沸水，悶泡數分鐘即成。

功效＼ 滋補強壯，適用於健腦消炎、利尿益腎。

食用宜忌＼ 過敏者慎服。

125

養胃元氣茶飲：白菊枸杞茶

食材＼ 杭白菊 10 克，枸杞 8 克。

做法＼ 一起沖入適量沸水，悶泡數分鐘即成。

功效＼ 杭白菊能疏散風熱、平肝明目、清熱解毒。枸杞養肝、滋腎、潤肺。

食用宜忌＼ 過敏、體虛、脾虛、胃寒病者、容易腹瀉者，慎服。

126

養胃元氣茶飲：蜂蜜菊花茶

食材＼ 菊花 8 克，綠茶 5 克，蜂蜜適量。

做法＼ 一起沖入適量沸水，悶泡數分鐘，加入蜂蜜調味即成。

功效＼ 疏散風熱，平肝明目，清熱解毒。

食用宜忌＼ 過敏、體虛、脾虛、胃寒病者、容易腹瀉者，慎服。

127

養胃元氣茶飲：甘草茶

食材＼ 甘草 10 克，茶葉 5 克。

做法＼ 一起沖入適量沸水，悶泡數分鐘即成。

功效＼ 甘草補中益氣，瀉火解毒，潤肺祛痰，緩急定痛。適用於脾胃虛弱及氣血不足。

食用宜忌＼ 甘草有類似腎上腺皮脂激素樣的副作用，使血鈉升高，鉀排出增多，導致高血壓、低血鉀症，出現浮腫、軟癱等臨床表現，因此不宜多服、久服（尤其是兒童）。服用抗凝血劑、抗血小板劑、利尿劑，忌用甘草。

128

養胃元氣茶飲：陳皮甘草茶

食材＼ 陳皮 12 克，甘草 10 克，茶葉 5 克，生薑、冰糖適量。

做法＼ 一起沖入適量沸水，悶泡數分鐘，加入冰糖調味即成。

功效＼ 陳皮理氣健脾，燥濕化痰。適用於脘腹脹滿，食少吐瀉，咳嗽痰多。

食用宜忌＼ 氣虛體燥、陰虛燥咳、吐血及內有實熱者，慎服。服用抗凝血劑、抗血小板劑、利尿劑，忌用甘草。

129

養胃元氣茶飲：薄荷甘草茶

食材＼ 薄荷葉 5 克，綠茶 5 克，甘草 5 克。

做法＼ 薄荷、甘草洗淨，沖入沸水，悶泡數分鐘即成。

功效＼ 薄荷疏風散熱，辟穢解毒。

食用宜忌＼ 陰虛血燥體質，或汗多表虛者，忌食薄荷；脾胃虛寒、腹瀉便溏者，切忌多食久食。過量服用，可能會導致呼吸麻痺而死亡。服用抗凝血劑、抗血小板劑、利尿劑，忌用甘草。

130

養胃元氣茶飲：參鬚茶

食材\ 參片 5 克。
做法\ 沖入適量沸水，悶泡數分鐘即成。
功效\ 補血養血、補氣益氣、滋陰補陰、安神鎮定、抗衰老。
食用宜忌\ 發炎、高血壓患者，忌吃人參鬚。嬰幼兒不宜使用參鬚。

131

養胃元氣茶飲：大黃茶

食材\ 大黃 5 克。
做法\ 沖入適量沸水，悶泡數分鐘即成。
功效\ 攻積導滯，瀉火涼血，行瘀通經。
食用宜忌\ 脾胃虛寒、孕婦、授乳婦女，不宜服用。

132

養胃元氣茶飲：蜂蜜決明茶

食材\ 決明子 10 克，蜂蜜適量。
做法\ 沖入適量沸水，悶泡數分鐘，加入蜂蜜調味即成。
功效\ 清熱明目，潤腸通便。
食用宜忌\ 由於決明子有瀉藥性，避免長期食用，損傷身體的正氣，恐引發月經不順、子宮內膜病症。

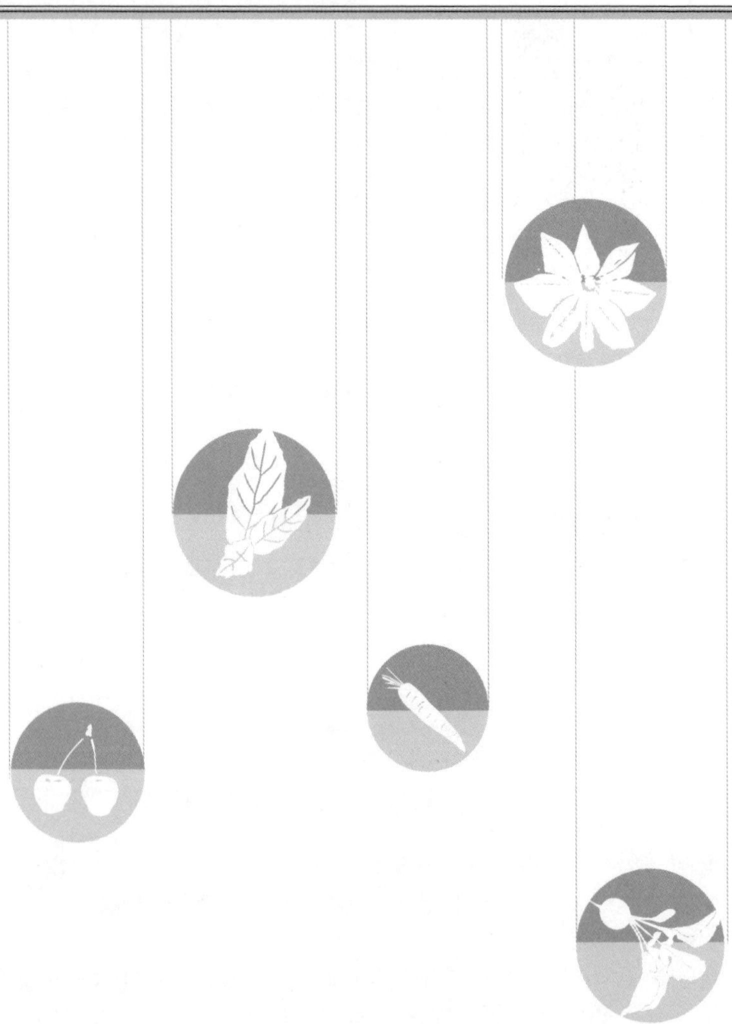

Part 4

50 歲以上必懂！

十大抗加齡對策，
捍衛成熟大人的健康權

嗶，集合——「高齡世代」來臨！

行政院主計處統計：台灣六十五歲以上的人口突破總人口數的二十%，台灣將在二〇二五年正式成為「超高齡國家」，老化現象將變得益加嚴重。

根據國發會人口報告和扶養比統計，二〇一六年約每五點六個青壯年需扶養一位老年人口，然而到了二〇六一年，每一點三個青壯年將扶養一位老年人口，除了加重社會扶養負擔，也為各個家庭造成巨大衝擊。

從現在起，不管是二十、三十、四十、五十，還是六十歲以上的成熟大人們，都要好好善待自己，減少他人負擔，不分年齡，健康才是王道！

享受樂齡人生，藉由食養調理身體，「腸」保年輕抗加齡，不生病，自然容光煥發精神好，迎接每個生命階段自能歡喜，變老的生活，一樣精彩又有趣！

小心隱性更年期現象，造成中年早衰！

01

皮膚皺紋、蠟黃爬滿臉？一招遠離老人斑

找出病根
肝鬱氣滯
脾虛胃弱
隱性更年期

對症食療
銀耳燕窩盅
生薑蜂蜜茶飲

對症食療
花椰菜炒鮮蝦
洋蔥燴牛肉

「魔鏡啊，魔鏡！說說看今天的我，是否比昨天的我更美麗？」

對著鏡子自我催眠的琪琪，今年才剛滿四十，照理說還是個「美魔女」的年紀，臉上卻已經黯淡無光、皺紋橫生。

煩躁、失眠、嚴重掉髮、皮膚蠟黃，讓四十多歲的張姊驚呼：難道更年期提早來報到？

◈抗加齡，對症才是王道

小心，「隱性更年期」現象，正在敲妳的大門！

現代人飲食無度，加上作息失常，不自覺就養成了早衰體質。

除此之外，忽略糖份的衰老危

機！天天一杯含糖飲、下午精緻茶點，竟讓輕熟女瞬間老了二十歲，真所謂「糖衣毒藥」，讓人難以抵擋的比喻。

珍珠奶茶是台灣十大手搖飲料之一，連希拉蕊都無法抗拒它的美味！不過要是長期飲用，攝取過度的糖分，將嚴重影像皮膚情況，使皺紋、黑斑增生，並加速膠原蛋白，門診中又發生有三十多歲的妙齡女子，外貌卻看起來像是五十多歲，令人驚嘆「甜蜜地殺死你」的糖，果然是最容易輕忽的老化殺手啊！

飲食失常，加上造成內分泌系統紊亂，同時也容易讓年紀輕輕的人，不小心就罹患糖尿病，可說不能不慎。

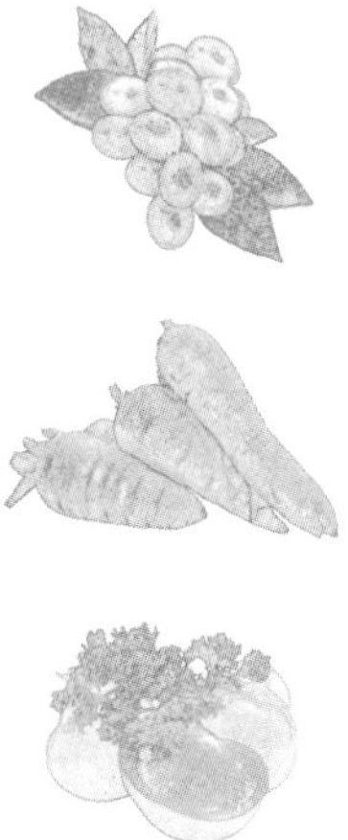

中醫養生 健康提醒

中醫講求「藥食同源，醫食同源」：

提倡「藥補不如食補」的中醫，因此採用食療煲湯的方式，健脾、養胃、補肝，才能一次到位，將身體虧虛之處，充分調養。食材的選用上，枸杞可針對腸胃不佳和肝腎虛弱者，改善體質；淮山適用於補脾滋陰，榮潤肌膚；燕窩則養陰潤肺、益氣養顏；白蘿蔔、黑木耳有助美膚、消斑。

「逆齡」營養有方

留住肌凍齡，勤吃抗衰老食材：

平時多攝取抗衰老食物，舉凡海帶、紫菜、黑木耳、魚類、瘦肉等，富含豐富鐵質；芭樂、櫻桃、奇異果含有維他命C；堅果類具有抗身體氧化的維生素E。

簡單泡腳，有效緩解久治不癒、反覆發作的老寒腿！

02

風濕痛、關節炎來犯？中醫的超強治痛法

找出病根
體虛氣滯
循環不良
關節退化

對症食療
當歸四逆湯
禾蟲乾燉鮮雞
桑寄生茶飲

「跼落，爬不起來？」今年剛滿六十的春花姨，腿力已不好使，常常自認老了，彷彿電視裡的廣告橋段：「失火了，為什麼不跑！因為雙腳舉不起來啊！」老齡化的世代，這種有苦說不出的無奈，特別是無人相應時刻，總是令人不捨又感傷。

◈抗加齡，對症才是王道

聯合國世界衛生組織（WTO）定義「高齡化社會」（aging society）為六十五歲以上佔總人口百分之七，「超高齡社會」（super- aging society）則是達到百分之二十。

可怕的是，台灣即將迎接「超高齡世代」，二○二五年六十五歲以

上的人口會突破總人口數的百分之二十（距離現在只剩九年），根據國發會人口報告統計，預計在民國二〇六一年，每一點三個青壯年將扶養一位老年人口。

「想像老後的自己，是不是也會備受煎熬……」現在就要開始為健康做好準備。

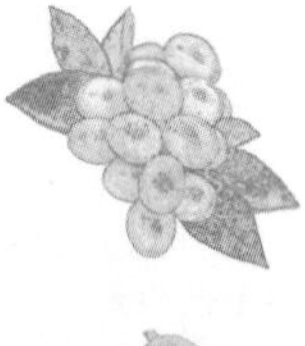

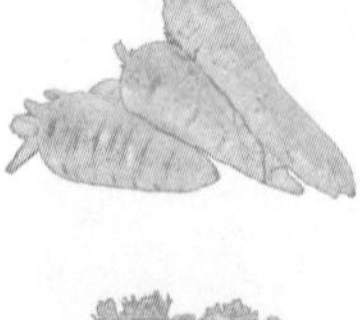

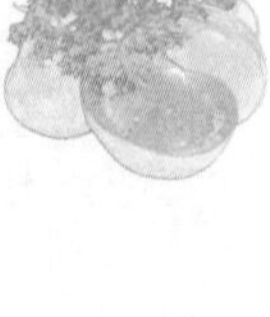

中醫養生 健康提醒

簡單泡腳，就能緩解老寒腿！

「百病從寒起，寒從腳下生！」年紀一到，似乎就成了天氣預告器，變天轉冷、天雨潮濕，身體關節就會出毛病，簡直比氣象局還要準確。

關節炎，正是俗稱的老寒腿症候，當器質性器官老化，就會產生疼痛、腫脹、骨刺，甚至不良於行的情況。

可採粗鹽泡腳，緩解關節疼痛。若是有發炎、腫脹現象，則使用辛溫的花椒，加上通血祛寒的艾葉一同泡腳，促進氣血循環。

「逆齡」營養有方

腿比人快老，食養爲先！

年紀越長，骨關節的磨損就越加厲害，感染風寒，容易產生風濕性關節炎，也因此出現聲響、疼痛、僵硬不靈活的情況。可採用簡易食材，像是養血的白芍、益氣的甘草、性溫的當歸、散寒的桂枝，即成「當歸四逆湯」，能夠溫經散寒，成功逆轉老齡不適症狀。（服用抗凝血劑、抗血小板劑、利尿劑，忌用甘草。）

03

骨質土石流？這樣吃，輕鬆終結疏鬆症

找出病根

- 老年體虛
- 營養不良
- 內分泌疾患

對症食療

- 紫菜蝦仁羹
- 豆腐燴三鮮

番茄炒蛋上桌，有助預防骨鬆症！

「唉唷，我的膝蓋好痛，骨頭怎麼好像垮掉一樣！」骨質疏鬆，是無聲無息的殺手！年長者往往並不特別理會，一不小心跌倒就骨折，同時伴有程度不一的神經性疼痛，才驚覺骨質已經變得異常脆弱。

此外，內分泌紊亂和患有慢性疾病的中壯年族群，也有可能發生骨質疏鬆的問題。

◈抗加齡，對症才是王道

「你的骨骼正在老化嗎？」防治骨質疏鬆，就從飲食做起！

國外研究報告指出，亞洲男性中高鈉飲食中的骨鬆風險，竟然是一般或低鈉者的一點五七倍，因此可知調味過鹹的飲食，將使體內鈣離子和鈉離子隨同尿液排出，造成鈣質流失。

根據二〇〇五至二〇〇八年的國民營養調查得知，台灣十九到六十四歲民眾每日鈉攝取量，竟高出國健署建議每日攝取量的一倍，無形中吃進了大把大把的鹽，也吃掉了「骨本」。

因此，冷風颼颼的寒冬，大伙們總喜歡吆喝圍爐吃鍋，切記要當心避免鈉含量攝取過高，平時也要降低高鹽份的食物，像是泡麵、麵線、起司、玉米片等。

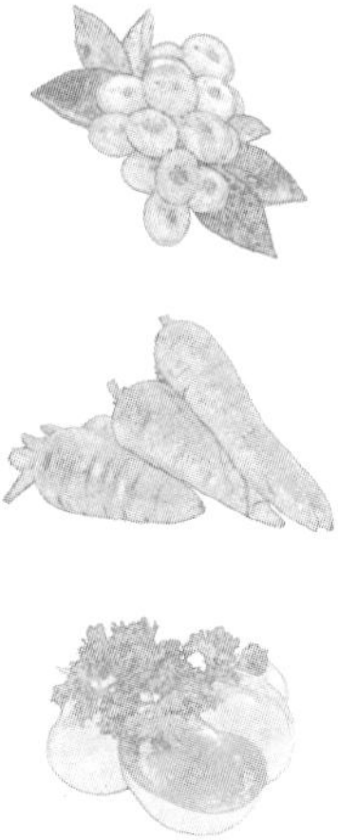

中醫養生
健康提醒

當身體缺乏鈣質，輕微時可能引起肌肉痠痛、痙攣抽筋，嚴重時則會導致骨頭軟化症、骨質疏鬆症。停經後的婦女，也容易出現鈣質流失，骨頭易脆的現象，若是正逢孕期的女性，若是缺鈣的話，不只會增加懷孕過程，母體營養份的大量缺失，也將影響孩童的發育健康，造成發育不全的軟骨症、佝僂病、雞胸和脊椎等病變！
因此，平時可多食用低脂牛奶、豆腐、魚蝦、小松菜、花椰菜、芝麻，和開心果等高鈣食物；同時，也要補充適量的維生素D，幫助促進鈣質吸收，像是曬曬太陽，也能遠離憂鬱情況。

「逆齡」
營養有方

番茄紅了，醫師的臉就綠了！
番茄富含茄紅素、類胡蘿蔔素、維生素A、B、C等，同時也是優質的抗氧化劑，能有效清除身體中的自由基，避免氧化效應。
不過，茄紅素屬於脂溶性，不溶於水中，因此熟食會比生吃來得有營養，和植物油一起炒熟的番茄，能幫助人體吸收茄紅素，降低人體的氧化壓力，達到預防骨質疏鬆的功效。

風聲、雨聲、哀號聲，五十肩跟著來敲門！

04

這樣做，背疼、五十肩不再來！

找出病根
血氣不暢
肩關節退化
寒邪入經

對症食療
黑豆牛腩鍋
韭菜炒豬腰
山楂飲

「痠死我了，肩膀有如千斤重啊！」剛買完菜回來的王太太，最近發現肩胛骨越來越不受力，也沒有拿多種的東西，整個肩膀彷彿快要炸裂一般，痠疼不已。

「我的背啊！手不能舉、頭不能轉、腰不能彎，好『肩』苦！」時常困坐辦公室的雅萱，這幾天下來，竟感到整個後背極為僵硬，分不清是落枕？還是罹患年輕版的五十肩？緩慢行動的她，被同事們戲稱為「殭屍人」！

◈抗加齡，對症才是王道

一般俗稱的五十肩，其實正是肩周炎，當肩關節發生病變，將影響連接手部、肩膀、頭頸及背部的正常活動，伴隨而來的疼痛，有時會讓人痛不欲生，甚至導致生活中無法自理。

青壯年的肩膀痠痛，可能出於長時間維持同一姿勢，或是負重過度、過勞；中老年人的五十肩，則是由於長期鬱積或寒邪入侵而成形的傷病，併發隱痛、抽痛、失眠等症狀。

「逆齡」營養有方

食膳優先，冬日熱推黑豆牛腩鍋！

黑豆味甘性平，入脾經、腎經，具有高蛋白，有祛風止痛之效，針對五十肩有所裨益，此外適合中老年人食用的羊肉，正能夠有效幫助養氣、補血，加上天氣轉寒，藉由暖胃健腸的煲湯鍋物，正好強化臟器的營養吸收力。

健康提醒
中醫養生

中醫：通則不痛，痛則不通！

因此，只要打通鬱積體內不通的筋脈，也就能緩解並改善肩關節的問題。

針對飲食強化調理，可多食用調理氣血、通經活絡的食材，舉凡山楂、韭菜、羊肉、黑豆等。

同時配合簡易的穴道按摩，參考如下：

- 腳底：五十肩點。
- 手腕：陽谷、陽池、陽谿穴。
- 手肘：曲池穴。
- 背部：風府、風池、肩井、天宗穴。

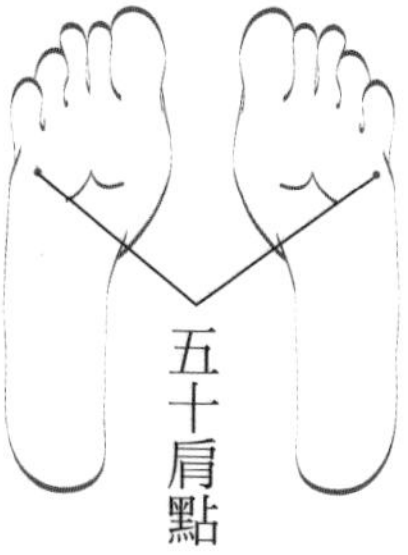

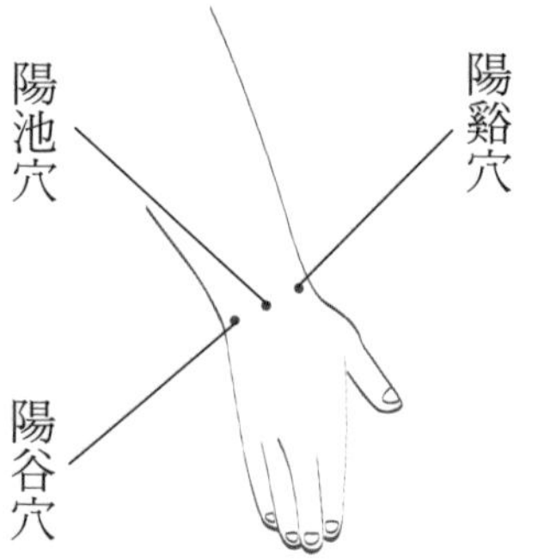

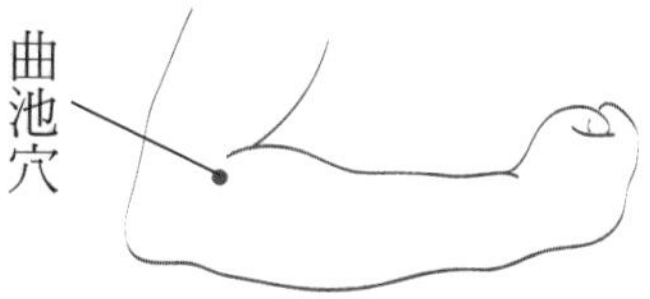

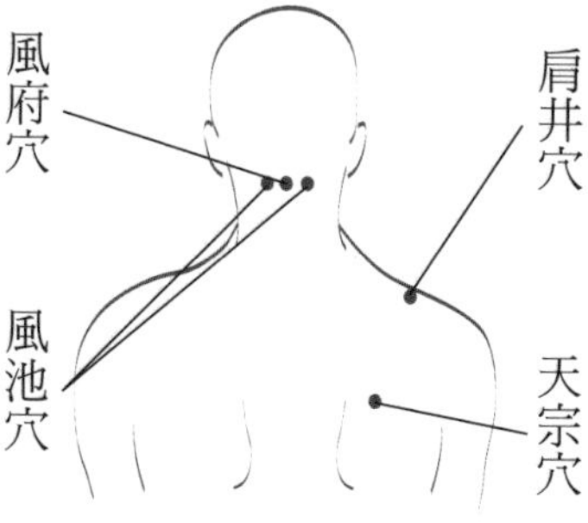

05 提升大腦力！五秘訣遠離健忘、失智症

大腦力流失徵兆：健忘、善忘、喜忘、好忘！

找出病根
氣血不足
體虛缺氧
營養失衡

對症食療
紫菜鯽魚盅
雙黃炒肉絲
紅棗排骨盅

「I have a pen, I have an apple,
Ugh, Apple pen.
I have a pen, I have pineapple,
Ugh, Pineapple pen.
Apple pen. Pineapple pen. Ugh,
Pen pineapple apple pen.」

一首超洗腦神曲「PPAP」，仔細看歌詞，其實只有簡單幾個單字組成，由一名身穿花服的日本大叔跨海唱紅大街小巷，令人感到無限驚奇！

不過，要是生活中持續停留在幾個字，那可就不那麼有趣了！

◈抗加齡，對症才是王道

語言重複、思考遲緩、詞彙遺忘……，其實都是失智症的前兆。

「最近記性變好差，才剛剛想著要拿個東西，轉個身、接個電話就忘光光！」提起老媽媽的華信，臉上的擔憂難免再度浮現出來。

俗稱的老年痴呆症、老人失智，其實就是阿茲海默症（Alzheimer's disease）、腦退化症，屬於一種發病進程緩慢，卻會隨著時間拉長而不斷惡化的疾病，伴隨出現的症狀，除了有記不住事情、丟三落四、疑心、失眠，甚至有可能出現行為異常或性格的轉變，時間和空間感喪失，時常造成家人的擔慮和困擾。

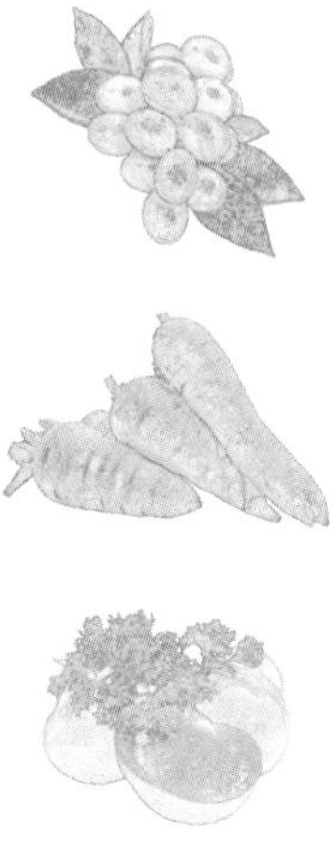

中醫養生 健康提醒

顧好肝、腎、腦，不怕失智找上門！

針對大腦退化的問題，就中醫角度來看，主要病位在於肝臟、腎臟、頭腦，加上身體經絡阻滯不暢、氣血鬱結，連帶影響大腦記憶的功能。

老人家容易因為飲食失衡而導致病症加劇，因此，均衡的膳食調養才是首要關鍵，平日可多食核桃、紅棗、玉米、核桃、黑芝麻、花生等。

「逆齡」營養有方

五大營養食物，健腦防呆又能強化腸胃！

- 紫菜：含有大量鎂元素，活化腦細胞，增強記憶力。
- 鯽魚：又稱腦黃金，含有DHA，能幫助修護大腦細胞。
- 杏仁：富含維生素C、E，能清除自由基，預防癡呆症。
- 黃豆：性溫味甘，有助補腦養神。
- 核桃：滋補肝腎，有助健腦。

小強看成蝴蝶，小心眼睛的年齡比你還要老！

06

眼前白花花，這樣做告別白內障！

找出病根
水晶體機能退化
營養不良

對症食療
西芹燴冬筍
雞肝燴蔥筍

對症食療
竹杞牛肉煲
薺菇瘦肉豆腐羹

「眼前一片黑影亂亂飛，到處都是蚊子嗎？」工作時常緊盯螢幕的家齊，是名股票經理人，需要隨時清楚股盤和數字走向，才來得及掌握和操作買進賣出，只是長期下來，莫名腫脹紅腫、視力模糊，殊不知眼睛已經悄悄報銷，今年才三十八的他，上次到醫院檢查，除了黃斑部病變，竟然有了白內障。

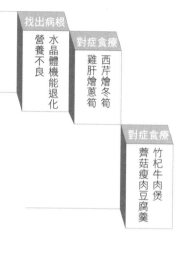

◈抗加齡，對症才是王道

中老年人，隨著年齡的增加，眼睛難免發生退化問題，像是白內障、老花眼等，不過，若是嚴重到近視加深，眼前物彎曲變形，加上畏光、重影、敏感流淚等症狀出現，就要當心，可能是不可逆返的黃斑部病變！

「小心！眼睛也可能過勞死。」眼睛也需要抗加齡，平日得藉由日常飲食達到保養功效，預防為先，攝取富含維他命A、C、E、胡蘿蔔素的食材，舒緩眼部充血，調節眼球壓力，才能真正防止「惡視力」。

「逆齡」營養有方

護眼五大食材，搶救惡視力！

- 枸杞：明目護肝。
- 西洋芹：預防眼部充血，活化水晶體。
- 冬筍：利目開竅，活絡水晶體。
- 雪菜：富含維生素A，預防乾眼症。
- 葡萄：富含花青素，有助感光物質「視紫質」的生成。

中醫養生 健康提醒

黃斑部病變，屬於現網膜中央部位的退化，使得眼前視物昏暗、變形且無法對焦，若是不加以理會，嚴重將導致失明，即俗稱的「眼睛過勞死」。由於此症不易治療，因此預防更形重要。

平日用完3C產品，每小時需提醒自己休息幾分鐘，此外可簡單輕輕按摩眼睛周邊，分別自睛明穴、魚腰穴、絲竹空穴、太陽穴、瞳子髎穴、承泣穴、四白穴，依序輕按，切勿按壓脆弱的眼球，而導致反效果。

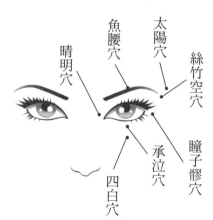

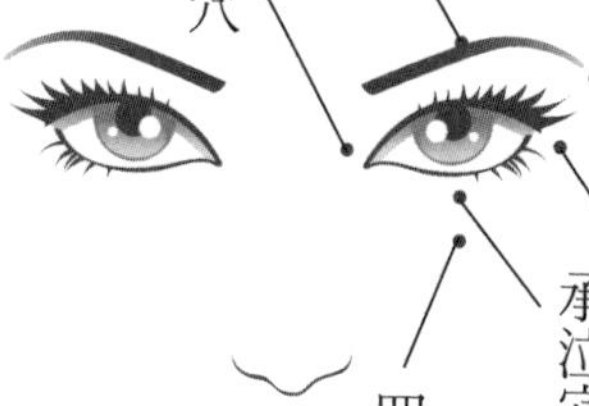

07

不再滴滴答，斷開男性前列腺炎

小小山楂，幫助男人維護前列腺功能！

找出病根
身體發炎
濕熱內蘊
腸胃失和

對症食療
山楂飲
紅棗菊花粥

「天啊，尿意滿滿卻上不出來！」正值壯年的鄭偉，這個月以來發覺尿尿越來越困難，有種想尿卻尿不乾淨感覺，無法快意解尿，性生活也受到影響，令他十分困擾。

◈抗加齡，對症才是王道

前列腺炎，屬於好發於秋冬的男性疾病，若是出現排尿不順、異常增多、夜尿頻繁，甚至是尿道或骨盆疼痛現象，就要特別留意。

由於前列腺位於膀胱出口處，且包圍著尿道，具有括約肌和外分泌腺的功能因此也和男性的性功能有著密不可分的關係。

中醫養生 健康提醒

簡易的肚腹按摩，有助緩解前列腺炎：

藉由肚腹按摩的保養方式，可於每日早晚施作（起床和睡前），先排出體內尿意，平臥於床上，放鬆肚腹並彎曲雙腿，搓熱雙手後，將右手放肚臍下方、左手覆蓋在右手上方，然後依順時針方向柔緩按摩。

「逆齡」營養有方

拯救男性的療癒系果實：山楂！

富含「槲皮素」的山楂，能有效抗水腫、助消炎，鬆弛尿道平滑肌，有效預防並改善前列腺發炎症狀。

其實很多食物也有這項營養素，像是洋蔥、銀杏葉和綠茶，都能方便隨時補充。

08 不用慌，讓女性更年期像度假！

開心迎接更年期，做一名快樂美魔女！

找出病根

- 經血虧虛
- 陰陽失衡
- 氣滯不暢

對症食療

- 豆豉花椒魚
- 蟹肉豆腐羹
- 豌豆鮮蝦豆腐湯

「不知為何突然性情大變，動不動就想罵人？」「最近老是心情低落，到底怎麼了？」「對於生活提不起勁，而且有種看什麼都不順眼的感覺，怎麼辦？」

年輕時，偶爾脾氣不佳，就會被認為是經期症候群；年屆半百，偶爾發發牢騷，竟然就成了更年期問題！

◈抗加齡，對症才是王道

女性更年期，大約發生在四、五十歲停經後，同時表示卵巢功能逐步下降，卵巢衰竭，連帶使女性荷爾蒙分泌失衡，因此產生更年期症候群，諸如：發熱、心悸、頭暈、耳鳴、盜汗、潮紅、失眠、焦燥、憂鬱、情緒不穩，以及記憶力減退、注意力不集中等。

由於女性荷爾蒙分泌減少，但身體各機體和組織仍需要靠它調和或作用，因此，藉由食療和營養素的額外補充，則是必要的作法，理解生理上的改變，讓自己快樂度過更年期，勇敢迎接嶄新的自己。

「逆齡」營養有方

愛護卵巢，抗衰老這樣吃！

卵巢是女性的「生命之源」，擁有健康的卵巢，可令女性常保年輕，因此平時就可藉由食養來勤加保養。

月經期間，因血液流失容易缺鐵，可多食菠菜、豆腐，補充植物性蛋白，酌餐時小飲紅酒有助提升卵子活性。

中醫養生 健康提醒

現代社會，期待女性能夠面面俱到，無形中增加了女人的壓力，一方面要顧及工作表現，一方面又要兼顧家庭生活，蠟燭兩頭燒，時日一久，焦慮和憂鬱成了糾擾心頭的問題，無形產生「隱性更年期」的毛病，加上年齡不斷攀升，等到真正到了更年期階段，若無適切的紓壓方式，累積的負面情緒將壓得身心喘不過氣。

女生顧全家庭之外，更要懂得珍愛自己！平日可藉由簡易的腹部按摩，改善卵巢功能，可促進雌激素的正常分泌，依序按壓：血海、三陰交、復溜、照海、湧泉、氣海、關元和神闕，每次約十至二十分，循環往復。

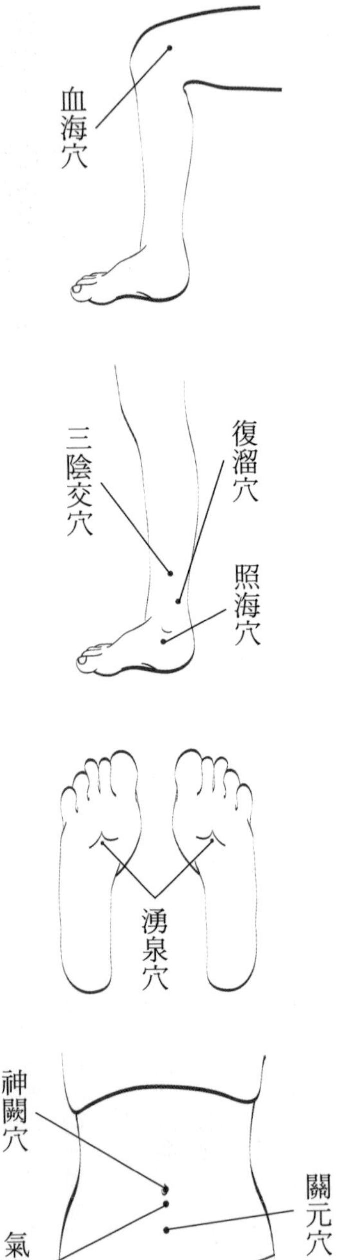

遠離「易胖環境」，養成「不發胖體質」！

09

這樣吃，遠離老年肥胖

- 找出病根：腸胃失和 脾虛肥胖
- 對症食療：胃陰不足 氣虛不暢
- 對症食療：白菜鮮雞盅 鮮絲鱔魚湯
- 對症食療：番茄豆腐滷 銀耳枸薯羹

「年紀一到，什麼吃不胖都是騙人的！」忙著節食的張太太，說起喝水也會發胖，就氣得跳腳。

當肥胖成了現代人的文明病，除了隨年齡影響代謝的發胖，連小朋友個個都圓滾滾，一副營養過剩的模樣，雖然看起來可愛，但背後卻隱藏著可怕的健康危機。

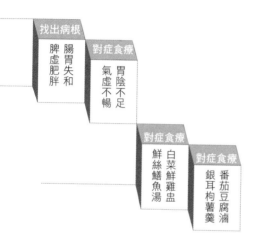

◈抗加齡，對症才是王道

「吃不胖，並非作夢？」國家衛生研究院經過四年多的研究發現，人體內有一種「雙特異性去磷酸酶」（dusp6）的基因，只要能夠抑制這個「抗肥菌株」，就可維持腸黏膜與腸道環境的平衡，進而達到控制肥胖的機制！

不過，現代人的肥胖問題，大多是因為營養過剩所造成，歸咎原因，基本上在於飲食西化和「三高」問題——高油高糖高鹽，同時缺少運動，當脂肪在身體中持續堆積，就會對身體造成傷害，導致「三高」——高血壓、高血糖、高血脂隨之而來，醫學研究指出，肥胖還有可能提高罹癌的機率，不可不慎。

中醫養生 健康提醒

經由膳食調理，不必刻意縮衣節食，當營養攝取均衡，維持身體各機能的平衡狀態，自能有效遏止肥胖纏身。

「吃得好不如吃得巧！」有些孕期的婦女，生產後害怕容易發胖，又擔心吃得不夠無法讓孩子吸收，根據中醫的飲食建議，只要挑對食材，像是營養價值高且熱量低的雞肉、鱔魚、白菜等，即可達到補身效果，同時遠離脾虛造成的肥胖。

「逆齡」營養有方

遠離肥胖，首推健康五蔬果：

胃熱、胃陰不足，引起胃熱型肥胖，好發於青少年階段，容易出現容易感到飢餓、食量大增，越吃越胖現象。

中醫強調「五臟六腑失和，即是陰陽不調。」此時需要滋養胃陰，一方面增加飽腹感，一方面要在食材上陰陽調和，才能達到養胃、清腸、不發胖。

- 紅番薯：滋陰潤腸，增加飽腹感。
- 馬鈴薯：滋陰養胃，增加飽腹感。
- 番茄：滋陰潤肺，補脾開胃。
- 銀耳：富含蛋白質和維生素，增加腸潤作用。
- 蘋果：富含維生素，增加飽腹感。

10 消弭高血脂症，高血壓、糖尿病不再來！

中醫＋營養學的食療餐桌，遠離三高黃袍加身！

找出病根
- 飲食不節
- 氣血運化失常
- 痰濕內盛

對症食療
- 蘑菇瘦肉粥
- 芹菇炒玉筍
- 洋蔥燴香菇

「全台灣恐怕有四百萬人，罹患高血脂症？」

衛生福利部國民健康署調查指出，二〇一五年死因統計結果，每十八分鐘就有一人因心血管疾病（心臟疾病及腦血管疾病）死亡，背後的主要致病原因，竟是難以察覺的高血脂！

◈抗加齡，對症才是王道

醫學調查報告統計，台灣民眾的血脂控制竟是亞洲最後一名，高風險患者不願就醫或用錯方法，初期者更是容易輕忽，導致心臟血管相關疾病日益增高，可怕的隱藏殺手，讓人彷彿不定時炸彈，隨時處於危險狀態。

高血脂症，基本上就是膽固醇異常，由於血液中脂質沉澱過多，沉著在血管壁上，包括總膽固醇、三酸甘油酯和低密度脂蛋白膽固醇過高，屬於一種老年人常見的全身性疾病，可能伴隨出現血壓飆高、動脈粥狀硬化、脂肪肝、肝硬化、心肌梗塞、猝死、腦中風、冠心症，以及高尿酸、糖尿病等風險。

此外，糖尿病在中醫學屬於「消渴」範疇，主要因飲食不節，六淫侵襲，勞欲失度所致，引發燥熱內盛、火灼損陰、耗精傷腎，伴有多尿、多飲、多食卻消瘦情況，因此唯有從飲食療養入手，才能真正達到治本之效。

中醫養生 健康提醒

「血脂升高，心臟血管跟著引爆！」其實，就中醫觀點來看，高血脂正是「吃出來」的病症，單靠藥物無法完全消弭身體中的過多脂肪。特別是長期積聚滯黏細胞中的肥油，除了改變飲食內容，加強營養調理，清痰去濕，並且養成良好生活習慣、定時適量運動，結合中醫養生理論，以及營養學的餐桌飲食，做到捍「胃」健康、「腸」保年輕，血管自然乾淨溜溜不卡油。

「逆齡」營養有方

遠離三高，首推「地中海飲食」！

「地中海飲食」（Mediterranean diet）主要以非精緻的全穀物和大量蔬菜水果為主食，加上健康油脂（橄欖油）、適量魚、少肉製品的健康方式，能夠幫助預防心血管疾病，遠離三高風險。

以下提出六種食材供參考：

- 糙米：富含粗纖維，幫助腸道蠕動，緩解高血脂症。
- 燕麥：降低膽固醇，防止動脈硬化。
- 蘑菇：富含人體必需氨基酸，幫助通便排毒。
- 豬胰：健脾胃，助消化，降低血糖。
- 豆腐：豐富大豆蛋白，有利分解人體脂肪，預防心血管疾病。
- 芹菜：富含人體不可缺的膳食纖維，有助降膽固醇。

中醫提倡「藥補不如食補」，
講求「藥食同源，醫食同源」。

逆齡回復法，養生抗老這樣吃！

台灣即將迎接「超高齡世代」，二〇二五年六十五歲以上的人口會突破總人口數的百分之二十，老化已成不可遏阻的可怕趨勢，因此現在就要開始為健康做好準備。

中醫提倡「藥補不如食補」，講求「藥食同源，醫食同源」，因此採行食療煲湯的方式，健脾、養胃、補肝，擊退老化的各種症狀，抗加齡才能一次到位。

食療湯膳正是長養臟腑的最佳方案，有別於藥物的剛烈，一切的保養就從腸胃做起。

藉由以下湯飲、食膳等，正是逆齡回春的關鍵！

133

花椰菜炒鮮蝦

食材\ 花椰菜1顆（約450克），鮮蝦200克，薑片、胡椒粉、米酒、鹽、醬油各適量。

做法\ 花椰菜洗淨切小朵，川燙備用；蝦子洗淨去殼、去腸線，醃漬後川燙備用；起油鍋，放入薑絲爆香，倒入花椰菜和蝦子，翻炒熟透，調味即成。

功效\ 補脾和胃、健腦壯骨，主治久病體　、肢體痿軟、耳鳴健忘。

食用宜忌\ 蝦屬發物，甲狀腺機能亢進、子宮肌瘤、痛風、高尿酸、關節炎、哮喘患者忌吃。平日容易腹瀉和胃腸敏感者，應少吃海鮮。

134

洋蔥燴牛肉

食材\ 洋蔥1顆（約200克），牛肉300克，醬油、鹽適量。

做法\ 洋蔥洗淨後切絲；牛肉切薄片，稍微醃漬備用；起油鍋，將牛肉炒熟後加入洋蔥，熟透調味即成。

功效\ 洋蔥具和胃潤腸、理氣健脾，消食健體、散瘀解毒之效。

食用宜忌\ 洋蔥辛溫，一次不宜食用過多，引起目糊和發熱。皮膚瘙癢、眼疾、胃病、肺炎、熱病者應慎食。

135

枸杞淮山鱉魚湯

食材\ 鱉（甲魚）1隻（約450克），淮山30克，枸杞15克，生薑、鹽各適量。

做法\ 鱉去殼洗淨、切塊，和洗淨的淮山、枸杞放入陶鍋，加適量水熬煮，沸騰後改用小火慢燉一小時，熟爛後調味即成。

功效\ 健脾養胃，滋陰補脾。甲魚具滋陰涼血、補益調中、補腎健骨之效，可治身虛體弱、肝脾腫大、肺結核等症。

食用宜忌\ 千萬不能買死掉的鱉，體內會分解大量毒物，易引起食物中毒，即使冷藏也不可食用。甲魚滋膩，避免久食，因此孕婦、產後虛寒、消化不佳、脾胃虛弱、腹瀉之人少食。

136

銀耳燕窩盅

食材＼銀耳 35 克，花旗參 35 克，燕窩 20 克，枸杞 12 克，鹽適量。

做法＼枸杞洗淨，銀耳泡軟、切小塊，花旗參切成片狀備用；將燕窩浸透，洗去雜質，和其他食材一起放入陶，隔水鍋燉煮約兩小時，熟爛後調味即成。（甜鹹皆可）

功效＼燕窩有養陰、潤躁、益氣、補中、養顏等五大功效。

食用宜忌＼外感風寒、出血症、糖尿病患者，慎用銀耳。

137

紅棗土仁燉豬蹄

食材＼豬蹄 3 隻（約 80 克），花生仁 70 克，紅棗 30 克，茴香 3 克，花椒 3 克，生薑、米酒、醬油、蔥、白糖、鹽各適量。

做法＼紅棗、花生用水泡軟，豬蹄洗淨後川燙，取出浸沾醬油，起油鍋煎炸至金黃撈出，將豬蹄、紅棗、花生和所有食材一起放入陶鍋，燉煮爛熟後，調味即成。

功效＼紅棗補中益氣，養血安神；花生仁潤肺，和胃，治燥咳；豬蹄富含膠原蛋白，能恢復皮膚彈性，補虛填腎健腰膝。

食用宜忌＼胃腸消化功能虛弱的老年人，每次不宜食用過多；發熱、肝炎、膽囊炎、膽結石、動脈硬化、高血壓病，應少食或忌食。

138

芎芷煲魚頭

食材\ 鮭魚頭1個（約50克），白芷12克，川芎8克，薑、鹽適量。

做法\ 鮭魚頭洗淨，起油鍋煎炸至金黃撈出，川芎、白芷洗淨後，和魚頭一起放入陶鍋加水燉煮，熟爛後調味即成。

功效\ 川芎性溫，入心經，幫助活血行氣，加速新陳代謝。白芷入肺、胃經，解表散風，通竅止痛，消腫排膿。鮭魚頭富含膠質，以及必需脂肪酸EPA和DHA，具清血、降膽固醇，並預防視力減退、心血管疾病和活化腦細胞之效。

食用宜忌\ 孕婦忌食生鮭魚。服用抗凝血劑、抗血小板劑，慎食白芷。過敏體質、痛風、高血壓患者慎食。

139

生薑蜂蜜茶飲

食材\ 鮮薑片 12 克、蜂蜜 15 克、開水適量。

做法\ 杯子放入薑片，開水沖泡十分鐘，後調入適量蜂蜜（一日一次即可）。

功效\ 潤腸，通便，祛斑，抗氧化。

食用宜忌\ 火氣較旺者，不宜長期飲用，且生薑不宜夜間食用，恐影響睡眠、傷及腸道。

140

當歸四逆湯

食材\ 當歸 10 克、桂枝 10 克、芍藥 10 克、細辛 10 克、通草 5 克、紅棗 5 克、炙甘草 5 克。

做法\ 所有材料放入鍋中，加水 8000CC，煮至剩 3000CC 後關火去渣，每日三次，一次溫服 1000CC。

功效\ 溫經散寒，養血通脈。

食用宜忌\ 本方適用於血虛寒凝之四肢逆冷。服用抗凝血劑、利尿劑，忌用甘草。

141

禾蟲乾燉鮮雞

食材\ 公雞1隻（約1.5公斤），禾蟲乾50克，薑片、鹽適量。

做法\ 公雞去除內臟後洗淨，把洗淨的禾蟲乾和薑片塞進肚子裡，再用消毒棉針縫好固定，放入陶鍋加水燉煮，約莫兩個半小時，熟爛即成。

功效\ 禾蟲補脾胃、益氣血、利水消腫。雞肉補虛損，益虛羸。

食用宜忌\ 喘嗽、感冒、發熱、咳嗽、瘡瘍者忌食。患有熱性病慎食。

142

桑寄生茶飲

食材\ 桑寄生50克。

做法\ 桑寄生洗淨，採布包裹住，放入陶鍋加水，煮開即成。

功效\ 補肝腎，強筋骨，養血安胎，有助祛除風濕痹痛，腰膝酸軟等症。

食用宜忌\ 食用後，若覺頭暈目眩則停用。

143

北沙參瘦肉湯

食材\ 瘦肉300克，北沙參40克，蔥、鹽適量。

做法\ 瘦肉切小塊，和洗淨的北沙參一起放入陶鍋，加適量水燉煮，熟爛即成。

功效\ 益氣，潤肺止咳，養胃生津，有助改善風濕關節炎。

食用宜忌\ 臟腑無實熱、風寒咳嗽者不宜。

144

牛蒡山藥燉雞爪

食材\ 牛蒡 200 克，山藥 200 克，雞爪 6 隻，鹽適量。

做法\ 雞爪洗淨，去除指甲後切塊；山藥去皮切小塊、牛蒡切小塊，一起放入陶鍋，加適量水燉煮，熟爛即成。

功效\ 山藥性平味甘，補血、益氣；牛蒡可增強「骨膠原」，提升體內細胞活力，有助改善發炎、痛風、關節疼痛。祛風熱，消腫毒。

食用宜忌\ 牛蒡性寒，過多導致消化不良、腹瀉。山藥收澀，大便燥結、實邪者不宜食用。

145

紫菜蝦仁羹

食材\ 新鮮蝦仁 10 克，紫菜 6 克，蔥、薑、蒜、鹽、醋各適量。

做法\ 蔥、薑、蒜切段，放入熱油鍋中清炒，倒入適量清水，燒至水沸騰，放入蝦皮，再放入紫菜，煮熟後調味即成。

功效\ 蝦仁助理氣、開胃。紫菜可降膽固醇，幫助增強記憶力。

食用宜忌\ 蝦為動風發物，上火、皮膚疥癬、過敏性鼻炎、支氣管炎的老年人不宜吃蝦。脾胃虛寒者少食紫菜，避免腹瀉。

146

當歸四逆湯

食材\ 豆腐 150 克，蝦仁 30 克，豌豆 30 克，玉米粒 30 克，雞蛋一顆，鹽、胡椒粉、太白粉適量。

做法\ 蝦仁、豌豆洗淨備用，豆腐切小塊，鍋中倒入適量清水，陸續放入豆腐塊、豌豆、玉米，待煮熟後再放入蝦仁，調和太白粉勾芡，起鍋前打入雞蛋，調味即成。

功效\ 潤燥，健脾，增強體質。豆腐富含鈣質、大豆異黃酮、優質蛋白質，可預防骨質酥鬆、清熱瀉火、益氣解毒，並減低老化和皺紋的生成。

食用宜忌\ 痛風症、高尿酸、關節炎不宜食用。胃寒、腹瀉、腹脹、缺鐵性貧血者，少食豆腐。

147

黑豆牛腩鍋

食材\ 羊腩（羊腹部下側肉）300 克，黑豆 60 克。

做法\ 鍋中倒入適量清水，放入羊腩、生薑煮開，隨後加黑豆，悶蓋煮一個小時，調味即成。

功效\ 黑豆除熱解毒，補腎益陰，健脾利濕。 羊肉益氣補虛，補血助陽，有助血液循環，增強禦寒能力。

食用宜忌\ 黑豆過食不易消化，發熱、牙痛、黃痰、發熱、生瘡、肝病、高血壓、急性腸炎者，不宜食用。

148

紫菜鯽魚盅

食材\ 鯽魚 1 條（約 180 克），紫菜 60 克，薑、蔥適量。

做法\ 鯽魚下鍋煎至半熟，再加入適量清水，放入紫菜，悶煮一小時，調味即成。

功效\ 紫菜富含膽鹼、鈣、鐵，有助增強記憶力、降低膽固醇。鯽魚利水消腫、益氣健脾，活血開胃。

食用宜忌\ 脾胃虛寒者少食紫菜。外感邪盛、實熱，不宜食鯽魚。

149

雙黃炒肉絲

食材\ 黃豆 60 克，南瓜子 30 克，瘦肉 15 克，鹽適量。

做法\ 黃豆、南瓜子洗淨備用，豬肉切細絲後下熱鍋爆炒，隨後放入黃豆與南瓜子，炒熟即成。

功效\ 黃豆清熱解毒，健脾潤燥；南瓜子補脾益氣，潤肺驅蟲。

食用宜忌\ 嚴重肝病、瘡痘、腎病、痛風、消化性潰瘍、低碘者應禁食黃豆。胃熱者少食南瓜子。

150

紅棗排骨盅

食材\ 玉米 60 克，排骨 55 克，紅棗 35 克，鹽適量。

做法\ 紅棗洗淨去核、玉米洗淨切成小塊備用；排骨洗淨切塊，加入清水熬煮，沸騰後，放入玉米和紅棗，熬燉半小時，調味即成。

功效\ 紅棗補中益氣，安血養神。玉米，有助腸道蠕動、降膽固醇，並預防動脈硬化。

食用宜忌\ 濕熱、痰滯者慎服；肥胖、血脂較高者，不宜多食。

151

當歸羊肉湯

食材\ 羊肉 250 克，生薑 20 克，當歸 20 克，鹽與胡椒粉各適量。

做法\ 羊肉洗淨切小塊，生薑切成厚片備用。以上食材放入陶鍋，加適量水燉煮，水滾後調為中火，再燉煮一小時，爛熟調味即成。

功效\ 溫中補虛，養血止痛，促進血液循環，增進禦寒能力。

食用宜忌\ 發燒、上火、咽喉疼痛者，忌用。

152

鮮梨薑茶

食材\ 西洋梨 2 顆（約 200 克），生薑 10 克，花椒、白糖、蜂蜜各適量。

做法\ 西洋梨去皮、切小塊備用。生薑去皮切薄片後煮成薑水，隨後放入梨塊、花椒，煮熟後調入白糖或蜂蜜即成。

功效\ 生薑開胃止嘔，化痰止咳，發汗解表。生梨生津潤燥，清熱化痰。

食用宜忌\ 實熱、痔瘡、高血壓患者，忌用生薑，也不宜於夜間食用。慢性腸炎、胃寒病、糖尿病患者，忌食生梨。

153

雞丁清炒何首烏

食材\ 雞肉 500 克，何首烏 50 克，冬筍 50 克，辣椒 50 克，薑 10 克、蔥 10 克，雞蛋 1 顆，兩個米酒、鹽各適量。

做法\ 雞肉洗淨切丁後稍微醃製，熱油鍋放入雞肉煎至五分熟，備用；雞蛋保留蛋清；何首烏洗淨，放入陶鍋加適量水熬煮一小時，取藥汁備用。冬筍洗淨切丁，放入油鍋加入辣椒清炒，隨後放入雞丁、何首烏汁、蛋清，炒熟後調味即成。

功效\ 雞肉溫中益氣；何首烏補肝益腎，潤腸通便。適用於腸燥便秘、瘙癢瘡癰、高血脂。

食用宜忌\ 肝陽上亢、大便秘結不宜食用。感冒發熱、冠心病和高血脂者，忌飲雞湯。大便溏泄、濕痰者，慎服何首烏。

154

麻油三七炒蛋

食材\ 三七 150 克，麻油 18 克，新鮮雞蛋三顆，鹽適量。

做法\ 三七洗淨川燙後切成小段（除腥味），倒入雞蛋液拌勻，熱油鍋倒入麻油，再倒入蛋液三七，煎至兩面金黃，調味即成。

功效\ 麻油可增強食慾，明目防衰。三七有活血化瘀、消腫定痛、抗疲勞、抗衰老、降血脂、降血糖之效。

食用宜忌\ 感冒期間及孕期婦女，忌食。

155

黃耆炒烏鱧

食材\ 烏鱧（黑魚）500 克，新鮮香菇 350 克，黃耆 30 克，蔥、薑、米酒、鹽各適量。

做法\ 烏鱧去頭、去鱗片內臟，切成薄片，再加入蔥末、薑末、米酒和鹽調味。黃耆洗淨煎汁備用。香菇切片清炒，再加入黃耆汁、烏鱧片，熟透後調味即成。

功效\ 黃耆排膿生肌，利水消腫。鱧魚祛風治疳、補脾益氣、利水消腫之效。

食用宜忌\ 感冒發熱、胸腹滿悶，不宜食用黃耆。發瘡不可食鱧魚。

156

豬肝枸杞湯

食材\ 豬肝 100 克，枸杞 200 克，瘦肉 60 克，雞蛋 2 顆。

做法\ 豬肝和瘦肉洗淨，稍微以米酒醃製，切成薄片後倒入雞蛋清中，攪拌均勻。枸杞洗淨，加水入鍋蒸煮，取枸杞水，加入豬肝、瘦肉、蛋清，慢燉半個小時即成。

功效\ 補虛益精，清熱祛風，益血明目，可預防肝腎虧虛所引起的黑眼圈。

食用宜忌\ 肥胖、高血壓、冠心病及血脂高者，忌食豬肝。

157

天麻紅參飲

食材\ 天麻 20 克、紅參（高麗參）20 克、麥門冬 20 克、五味子 7 克、龍眼肉 7 克。

做法\ 所有食材洗淨後，泡水半小時，放入陶鍋燉煮半小時即成。

功效\ 補氣暖身，斂氣生津，增加腦氧量。紅參大補元氣，益氣攝血；天麻平肝息風，通絡止痛。

食用宜忌\ 陰虛火旺、高血壓，忌食。

158

玉竹麥冬飲

食材\ 玉竹 20 克、麥冬 20 克、白木耳 10 克、紅棗 8 克。

做法\ 所有食材洗淨，白木耳浸泡半小時後切片，放入陶鍋燉煮半小時即成。

功效\ 益智、補腦，滋陰、安神，主治燥傷胃陰。

食用宜忌\ 脾胃虛寒體質不宜。

159

西洋芹燴冬筍

食材\ 西洋芹 100 克，冬筍 100 克，雪菜 30 克。

做法\ 西洋芹和冬筍切段，川燙後，取油鍋放入所有食材，炒熟調味即成。

功效\ 西洋芹平肝清熱，祛風利濕；冬筍滋陰涼血、和中潤腸、利膈爽胃、養肝明目。

食用宜忌\ 脾胃虛寒、大便溏薄者不宜多食。芹菜能降血壓，故血壓偏低者慎用；計劃生育的男性少食芹菜。兒童、尿路結石、腎炎患者不宜多食冬筍。

160

雞肝燴蔥筍

食材﹨雞肝 180 克，冬筍 60 克，薑、蔥適量。

做法﹨雞肝切片，冬筍切絲，取油鍋加入薑片、蔥段一同爆炒，熟透調味即成。

功效﹨雞肝補肝益腎、助安胎、止血補血。

食用宜忌﹨膽固醇過高、肝病、高血壓和冠心病患者，少食。

161

竹杞牛肉煲

食材﹨玉竹 40 克，牛肉 80 克，枸杞 10 克，鹽適量。

做法﹨牛肉、枸杞、玉竹洗淨，陶鍋煮開水後放入所有食材燉煮，約三小時調味即成。

功效﹨補虛養神，明目補肝。

食用宜忌﹨膽固醇過高、消化力弱者，不宜多食。

162

枸杞海參鴿蛋湯

食材﹨枸杞 35 克，海參 30 克，鴿蛋 5 顆，薑、蔥、鹽等調味料適量。

做法﹨海參洗淨，切細條備用；薑、蔥切末，炒熱後倒入適量水燒開，再放入海參、鴿蛋，熬煮十分鐘，再加入枸杞，慢燉二十分鐘調味即成。

功效﹨補肝腎，益精氣，豐肌膚。

食用宜忌﹨食積胃熱者、性慾旺盛者及孕婦，忌食。

163

芝麻紅糖炒菠菜

食材\ 菠菜 600 克，烤黑芝麻 10 克，紅糖、香油各適量。

做法\ 黑芝麻搗成粉末備用。熱油鍋，放入洗淨菠菜清炒，變軟後取出備用。鍋中加入紅糖，待融化後再放入炒好的波菜，拌勻後盛盤，再撒上芝麻粉即成。

功效\ 菠菜補血止血、利五臟、通腸胃；黑芝麻滋補、通便、解毒。

食用宜忌\ 腎炎、腎結石，忌食菠菜（含草酸），且一次不宜食用過多；脾虛便溏者不宜多食。

164

薺菇瘦肉豆腐羹

食材\ 薺菜 150 克，豆腐 150 克，豬通脊 100 克，香菇 10 克，香油、米酒、鹽各適量。

做法\ 香菇切細絲、薺菜切碎，豆腐切塊，豬通脊切小塊稍微醃製。熱鍋後，放入豬小塊，炒熟後倒入適量水，加入豆腐、香菇，待煮沸後，再放入薺菜，熟透後調味即成。

功效\ 薺菜涼血止血，清熱利尿，降壓解毒。豬通脊滋補腎陰，填補精髓。

食用宜忌\ 便溏者，慎食。

165

蘿蔔排骨湯

食材\ 胡蘿蔔 1 根（約 80 克），排骨 250 克，玉米 80 克，蔥、薑、米酒、鹽各適量。

做法\ 排骨洗淨川燙備用，胡蘿蔔、玉米切小塊。所有食材放入陶鍋，燉煮一小時，調味即成。

功效\ 滋補潤心，補陽益髓，壯體抗老。蘿蔔具消積滯、化痰清熱、解毒之效。

食用宜忌\ 鹽份攝取避免過高，恐影響鈣質吸收。

166

蜜豆甜薯粥

食材\ 紅豆 150 克，紅薯 200 克，粳米 50 克，冰糖適量。

做法\ 紅豆洗淨浸泡兩小時，粳米洗淨，紅薯去皮切小塊。陶鍋中加入三百毫升水，再放入紅豆、大米。紅豆七分熟時加入紅薯塊，繼續煮約半小時，最後調入冰糖即可。

功效\ 紅豆利水消腫清熱解毒。紅薯和血補中，寬腸通便，有助增強免疫功，同時能抗癌、抗衰老。

食用宜忌\ 胃腸虛弱者，不宜多食。

167

蘋果鮮魚湯

食材\ 蘋果 4 顆（約 500 克），草魚 1 條（約 150 克），紅棗 15 克，生薑適量。

做法\ 蘋果去皮去核切塊，紅棗洗淨去核。熱油鍋煎魚至為黃，取出備用。將食材全放入陶鍋，加入適量水熬煮約兩小時，調味即成。

功效\ 蘋果具生津、潤肺、開胃、止瀉的功效，且能預防眼袋生成。草魚暖胃和中、祛風治痹、益腸明目之效。

食用宜忌\ 腎炎、糖尿病患者，不宜多吃。

168

山楂飲

食材\ 山楂 80 克、水適量。

做法\ 山楂倒入開水泡開，可當日常茶飲。

功效\ 開胃消食、化滯消積、活血散瘀、化痰行氣。

食用宜忌\ 脾胃虛弱者，不宜多食；健康者也應節制，多食耗氣、損齒。糖尿病患者、孕婦，不宜食用。

169

紅棗菊花粥

食材\ 粳米 80 克，紅棗 20 克，菊花 15 克。

做法\ 粳米煮成稀粥，加入紅棗泥和菊瓣，熟爛後即成。

功效\ 養血補氣，利尿解毒，抗菌消炎。菊花微寒，入肺肝經，散風清熱，平肝明目；紅棗性溫，入脾胃經，補中益氣，養血安神。

食用宜忌\ 泄瀉、氣虛胃寒，慎服菊花；胃酸過多、腹脹、體質燥熱、糖尿病人、外感風熱者，不宜吃紅棗。此外，本方寒熱相濟，適合大眾食用。

170

豆豉花椒魚

食材\ 草魚 1 條（約 200 克），豆豉 10 克，花椒 5 克，醬油、薑、蒜、蔥、米酒，鹽各適量。

做法\ 草魚洗淨去內臟，切塊醃製，熱油鍋烤成為微黃後，加入適量水以及其他食材，熟透調味即成。

功效\ 防止體質酸化，改善隱性更年期。豆豉預防血栓助、延緩衰老、增強腦力、降低血壓；草魚暖胃和中、祛風治痹、益腸明目。

食用宜忌\ 豆豉性味平和，諸無所忌。魚肉一次不宜過多。

171

鮮蝦豆腐湯

食材＼鮮蝦 150 克，豆腐 80 克，豌豆 30 克，玉米粒 20 克，香菜 5 克，雞蛋 1 顆，米酒、胡椒粉、鹽各適量。

做法＼鮮蝦去殼、去腸線，豆腐切丁，將鮮蝦、豆腐、豌豆和玉米放入陶鍋，加適量水燉煮，熟爛起鍋前倒入蛋液，撒上香菜和調味即成。

功效＼潤燥，健脾，強體質。豆腐清熱瀉火、益氣、解毒。蝦仁補腎填精。

食用宜忌＼痛風、高尿酸、關節炎者，不宜食用。胃寒、腹瀉、腹脹、缺鐵性貧血者，少食豆腐。

172

蟹肉豆腐羹

食材＼豆腐 80 克，蟹肉 50 克，蔥、薑、蒜、鹽個適量。

做法＼豆腐切塊，熱油鍋，放入蔥段、薑片、蒜片和蟹肉一起爆香，再放入豆腐塊，倒入適量清水，悶煮十分鐘，熟透後調味即成。

功效＼蟹肉清熱解毒、養筋活血，利肢節，滋肝陰。

食用宜忌＼傷風、發熱、胃痛腹瀉、肝膽炎、皮膚病、高血脂者，忌食。

173

白菜鮮雞盅

食材＼大白菜 200 克，雞肉 100 克，熟雞腿 1 隻（約 80 克），薑、鹽、胡椒粉各適量。

做法＼大白菜洗淨川燙後切成細絲，雞肉切細絲，一起放入陶鍋中加水燉煮，待熟透後調味即成。

功效＼益氣血、補脾腎。大白菜有解熱除煩、通利腸胃、養胃生津之效。

食用宜忌＼胃寒、腹痛、大便溏瀉及寒痢者，不宜多食大白菜。本方食材寒熱相濟，適合大眾食用。

174

鮮絲鱔絲雞蛋湯

食材\ 鱔魚 1 條（約 200 克），黃瓜 50 克，瘦肉 50 克，雞蛋 2 顆，蔥、薑、胡椒粉、米酒、鹽各適量。

做法\ 鱔魚川燙後切細絲，黃瓜和瘦肉切絲，雞蛋煎成蛋皮後切絲。熱油鍋中放入蔥、薑爆香，加入適量水燒沸，依序放入瘦肉絲、鱔魚絲、黃瓜絲、蛋皮絲，熟透調味即成。

功效\ 益氣補脾、滋肝補腎。鱔魚祛虛損，除風濕，強筋骨。

食用宜忌\ 虛熱、搔癢、皮膚病，忌食。

175

馬鈴薯番茄滷

食材\ 馬鈴薯 2 顆（約 80 克），番茄兩顆（約 80 克），青椒 1 顆（約 30 克），木耳 20 克，蔥、鹽適量。

做法\ 馬鈴薯去皮切絲，香菇切小塊，青椒切絲，蔥切段，木耳泡軟備用。熱油鍋放入蔥和番茄爆炒，再倒入其他食材，煮熟調味即成。

功效\ 馬鈴薯和胃調中、健脾益氣。番茄生津止渴、健胃消食、清熱解毒。

食用宜忌\ 避免食用發芽的馬鈴薯，小心中毒。急性腸炎、菌痢、潰瘍者，忌食番茄。

176

銀耳枸杞甜薯羹

食材\ 銀耳 10 克，枸杞 10 克，紅薯 1 顆（約 30 克）。

做法\ 銀耳泡發，放入陶鍋中加水煮軟，再倒入紅薯塊，熟透後加入枸杞，拌勻後調味即成。

功效\ 銀耳補肺益氣，養陰潤燥。枸杞補腎益精，養肝明目。紅薯和血補中，寬腸通便。

食用宜忌\ 外感風寒、胃腸較弱、糖尿病者，忌食。

177

肉絲雙冬湯

食材\ 瘦肉 150 克，冬菇 100 克，冬筍 100 克，黃瓜 80 克，雞蛋 1 顆，鹽、雞精、米酒、胡椒粉各適量。

做法\ 豬肉切絲，取蛋清加調味料後進行醃製。冬菇、冬筍洗淨川燙，黃瓜切片，一起放入陶鍋，加適量水燉煮，最後調味即成。

功效\ 利尿通便，滋肝補腎。冬菇補肝、益腸胃、抗癌；冬筍滋陰涼血、清熱化痰、利尿通便。

食用宜忌\ 脾胃寒濕、氣滯、皮膚騷癢者，忌食冬菇。兒童、尿路結石、腎炎患者，不宜多食冬筍。

178

蘑菇瘦肉粥

食材\ 瘦肉 150 克，蘑菇 120 克，凍豆腐 150 克，蔥、鹽適量。

做法\ 蘑菇切片川燙，瘦肉切細絲和凍豆腐、蘑菇片放入陶鍋，加適量水燉煮，熟透後調味即成。

功效\ 蘑菇益神開胃，止咳化痰，補脾益氣，有降血壓、血脂之效。

食用宜忌\ 氣滯、便瀉者，慎食。

179

芹菇炒玉筍

食材＼芹菜 60 克，香菇 40 克，玉米筍 30 克。

做法＼香菇洗淨泡軟後切片，玉米筍和芹菜切段，熱鍋下油，炒熟調味即成。

功效＼預防高血脂。有降血壓作用，血壓偏低者慎用。

食用宜忌＼脾胃虛寒、大便溏薄者，不宜多食。

180

洋蔥燴香菇

食材＼香菇 200 克，洋蔥 150 克，鹽、薑、蒜各適量。

做法＼香菇洗淨川燙後切片，熱油鍋放入薑絲、蒜爆香，再放入香菇和洋蔥，熟透後調味即成。

功效＼預防高血脂。

食用宜忌＼洋蔥辛溫，一次不宜食用過多。熱病、皮膚瘙癢、眼疾、胃病、肺炎者，少食洋蔥。

國家圖書館出版品預行編目（CIP）資料

顧好腸胃不生病：180道暖腸健胃抗加齡食療／陳品洋編著.
-- 第一版. -- 臺北市：博思智庫，民 105.11 面；公分
ISBN 978-986-92988-8-9(平裝)
1. 胃腸疾病 2. 食療 3. 食譜

413.343 105018898

預防醫學 15

顧好腸胃不生病

180道暖腸健胃抗加齡食療

編　　著｜陳品洋
專序導讀｜汪立典
執行編輯｜吳翔逸
專案編輯｜胡梭
美術設計｜蔡雅芬
行銷策劃｜李依芳

發 行 人｜黃輝煌
社　　長｜蕭艷秋
財務顧問｜蕭聰傑
出 版 者｜博思智庫股份有限公司
地　　址｜104台北市中山區松江路206號14樓之4
電　　話｜(02) 25623277
傳　　真｜(02) 25632892

總 代 理｜聯合發行股份有限公司
電　　話｜(02)29178022
傳　　真｜(02)29156275

印　　製｜永光彩色印刷股份有限公司
定　　價｜320元
第一版第一刷　中華民國106年1月

ISBN 978-986-92988-8-9

博思智庫股份有限公司
博思智庫粉絲團　Facebook.com/broadthinktank